Die übertragbare Hühnerleukose

(Leukämie, Pseudoleukämie, Anämie u. a.)

Mit Beiträgen
zur normalen Hämatologie der Hühner

Von

Dr. Vilhelm Ellermann

o. Professor der gerichtlichen Medizin an der Universität
in Kopenhagen

Mit 10 Tabellen und 13 Textabbildungen

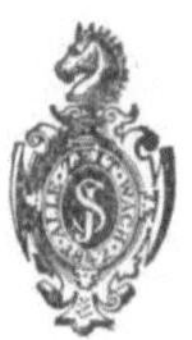

Springer-Verlag Berlin Heidelberg GmbH

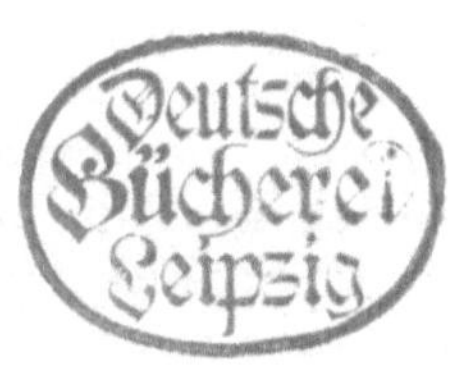

ISBN 978-3-662-42220-5 ISBN 978-3-662-42489-6 (eBook)
DOI 10.1007/ 978-3-662-42489-6

Vorwort.

Alles, was über die leukämischen Krankheiten der Hühner bekannt ist, findet man in Zeitschriften oder als kurze Referate in verschiedenen Handbüchern zerstreut; eine zusammenfassende Darstellung fehlt dagegen vorläufig. Da die Krankheit zurzeit die einzige Leukämie ist, mit der experimentell gearbeitet werden kann, und da hierzu auch die Krankheit wegen der histologischen und zytologischen Eigentümlichkeiten zur Entscheidung gewisser streitiger Fragen, betreffend die Pathogenese, geeignet erscheint, habe ich gemeint, daß eine kleine Monographie über die Hühnerleukose ein gewisses Interesse beanspruchen könnte.

Um das Verständnis der pathologischen Erscheinungen zu erleichtern, habe ich die Darstellung mit einer Beschreibung der normalen Verhältnisse angefangen. Dieser Abschnitt ist nur als ein orientierender zu betrachten und beansprucht keinenfalls, eine erschöpfende Behandlung zu bieten, teils weil nur die Hauptzüge berücksichtigt sind, teils weil die Anschauungen wesentlich auf eigenen Untersuchungen fußen.

Das Buch ist im ganzen wenig referierend. Der größte Teil des Inhaltes fußt auf neuen, hier zum ersten Male veröffentlichten Untersuchungen, bei denen ich eine gewisse Klärung der histologischen Fragen erreicht habe, während die Infektionstheorie durch neue Filtrationsversuche gesichert wurde.

Für die Untersuchungen wurde mir von dem „Carlsbergfondet“ in Kopenhagen eine Unterstützung bewilligt, wofür ich meinen verbindlichsten Dank ausspreche. Dem Herrn Professor Carl Hansen, der mir sein Material an leukämischen Hühnern stets mit größter Liebenswürdigkeit überlassen hat, sage ich auch an dieser Stelle meinen herzlichen Dank. Dem

Herrn Professor Dr. C. J. Salomonsen, der meiner Arbeit sein tätiges Interesse entgegengebracht, bin ich ebenfalls dankbar verpflichtet. Bei der Verfertigung der mikroskopischen Präparate hat mir meine Frau, Agnes Ellermann, wertvolle Hilfe geleistet.

Juni 1914.

Der Verfasser.

Das Buch lag beim Ausbruch des Weltkrieges schon fertig gedruckt vor; die Herausgabe wurde jedoch im Einverständnis mit dem Verleger bis jetzt vertagt. In der verflossenen Zeit sind einige Arbeiten über Hühnerleukose erschienen, und zwar ist die Übertragung der Krankheit durch mehrere Generationen Schmeisser in Baltimore gelungen (The journal of experimental medecine 1915). Ebenfalls berichtet Magnussen (Zeitschrift für Krebsforschung 1915) über gelungene Übertragung. Eine kurze vorläufige Mitteilung über die Hauptzüge der histologischen Verhältnisse habe ich in der Berliner klinischen Wochenschrift 1915 veröffentlicht.

März 1918.

Der Verfasser.

Inhaltsverzeichnis.

Erstes Kapitel. Seite

Geschichte der Leukämiefrage 1

Zweites Kapitel.

Technische Bemerkungen.

Die Versuchstiere 7
Die intravenöse Impfung 8
Die Sektion 9
Die histologische Untersuchung 10
Trockenpräparate des Blutes 10

Drittes Kapitel.

Das normale Blut der Hühner.

Hämoglobinmenge 12
Zahl der Blutkörperchen 12
Morphologie 14

Viertes Kapitel.

Die blutbildenden Organe und Gewebe bei gesunden Tieren.

Leber 17
Milz 17
Knochenmark 18
Darm 20
Thymus 20
Nieren 21

Fünftes Kapitel.

Das Leukosevirus.

Filtrationsversuche 22
Haltbarkeit 28
Individuelle Disposition 29
Disposition anderer Spezies 30
Bedeutung der Impfmethode 30
Vergleichung mit anderen Infektionen 30

Sechstes Kapitel.

Die Elemente der Leukose.

Seite

Anämie 32
Leukostase 33
Leukämie 36
Lymphatische Hyperplasie 38
Myeloïsche Hyperplasie 39

Siebentes Kapitel.

Klinische Typen.

Lymphatische Leukose 42
Atypische lymphatische Fälle 48
Myeloïsche Leukose 49
Intravaskuläre lymphoïde Leukosen 55
Anämische Leukose 59

Achtes Kapitel.

Wechsel der Typen innerhalb der experimentellen Stämme 62

Neuntes Kapitel.

Schluß 65

Versuchsprotokoll 67
Literatur 81

Erstes Kapitel.

Geschichte der Leukämiefrage.

Die Leukämie wurde im Jahre 1845 von Virchow[1]) entdeckt, der logischerweise die Krankheit nach der eigentümlichsten und am meisten in die Augen fallenden Erscheinung, der Leukocytenvermehrung im Blute, benannte. Virchow kannte schon auch die beiden Leukämieformen und trennte die lienale von der lymphatischen Form, indem er von der richtigen Beobachtung ausging, daß die Milzvergrößerung bei der lymphatischen Leukämie gewöhnlich weniger hevortretend ist. Durch Neumanns Entdeckung der Bedeutung des Knochenmarks für die normale und pathologische Blutbildung, trat die genetische Frage in neue Bahnen ein, und man fragte sich, ob nicht alle Leukämien in Wirklichkeit myelogen wären; jedenfalls müßte den anatomischen Formen: lienal, lymphatisch, eine dritte: die myelogene hinzugefügt werden. Neue Probleme stellten sich, als Cohnheim um 1865 die Pseudoleukämien entdeckte. Cohnheim wies nach, daß es Fälle gab, die sich in jeder Beziehung als Leukämien verhielten, nur fehlte die Blutveränderung. Da dieselbe die essentielle Erscheinung war, konnten solche Fälle nicht „echt“ sein, weshalb sie den vorläufigen Namen: Pseudoleukämie (falsche Leukämie) erhielten.

Diese ursprüngliche Auffassung, welche die Blutveränderung als das zentrale betrachtete und auf der grobanatomischen Untersuchung die Einteilung begründete, mußte nach dem Erscheinen der Ehrlichschen Prinzipien aufgegeben werden. Ehrlich unterscheidet bekanntlich im normalen Blut zwei Hauptformen von Leukocyten, die granulierten, polynukleären, die vom Knochenmark herrühren, und die ungranulierten

[1]) Die Krankheit wurde gleichzeitig unabhängig von Bennett in England erkannt.

Lymphocyten, die in den Lymphdrüsen und sonstigen lymphatischen Organen gebildet werden. Diesen beiden Haupttypen von Leukocyten entsprechend gibt es zwei Leukämien: die myelogene oder, wie man jetzt besser sagt, die myeloide, und die lymphatische Leukämie. Bei der myeloiden Leukämie wuchert das myeloide Gewebe, und im Blute treten zahlreiche granulierte Leukocyten sowie Vorstufen derselben Myelocyten) auf, bei der lymphatischen Leukämie ist es um(gekehrt das lymphatische Gewebe, das wuchert und die Lymphocyten, die im Blute vermehrt sind.

Während Ehrlich das myeloide und das lymphatische Gewebe scharf voneinander trennt (dualistische Auffassung), wird von anderen Forschern (Grawitz, Weidenreich u. a.) die Auffassung verteidigt, daß die betreffenden Gewebe ineinander übergehen können (unitarische Auffassung). Die Frage ist noch nicht endgültig gelöst, vorläufig tut man wohl am besten, den Ehrlichschen Anschauungen zu folgen. Jedenfalls findet man nach Meyer und Heineke, daß die lymphatischen Hyperplasien immer von den Milz- und Lymphfollikeln ihren Ursprung nehmen, dagegen nicht vom interfollikulären Gewebe. Die myeloiden Hyperplasien verhalten sich gerade umgekehrt.

Die zahlreichen histologischen Untersuchungen der späteren Jahre hatten nun immer deutlicher dargetan, daß der leukämischen Blutveränderung keine entscheidende Bedeutung für die Abgrenzung der Krankheit beigemessen werden konnte. Das Hauptgewicht mußte auf der histologischen Untersuchung gelegt werden, die Leukämie sei etwas sekundäres, mehr zufälliges. Die Pseudoleukämien sind also (abgesehen von den Tuberkulosen und Granulomatosen) ebenso echte Fälle der Krankheit wie die Leukämien.

Die unbrauchbaren älteren Bezeichnungen: Leukämie und Pseudoleukämie mußten schließlich fallen, und an ihrer Stelle hat man neuerdings die Worte: Myelose und Lymphadenose herangezogen, die aus der Art der Wucherung hergeleitet sind. Um den Zustand des Blutes zu bezeichnen, fügt man diesen Worten die Adjektiven: leukämisch oder aleukämisch hinzu. Schließlich sei erwähnt, daß Ellermann und Bang in ihrer Arbeit über Hühnerleukämie das Wort: Leukosis als Sammelbezeichnung der Leukämien vorgeschlagen haben. Dieses Wort hat, wie wir später sehen werden, in Wirklichkeit große Vorteile und eignet sich auch wegen der äußeren Ähnlichkeit zur Ablösung der Bezeichnung: Leukämie.

Die Frage der Ätiologie muß ich ein wenig genauer erörtern. Bekanntlich stand man vor dem Erscheinen der Arbeiten über die übertragbare Hühnerleukose so ziemlich auf nacktem Boden. Die Gedanken bewegten sich zwischen folgenden Hypothesen.

1. Die Geschwulsthypothese (Banti) stützt sich auf dem starken, zuweilen infiltrativen Wachstum des neugebildeten Gewebes und dem verderblichen Einfluß auf die Organe. Ferner besteht ja eine gewisse Ähnlichkeit der multiplen leukämischen Infiltrate mit Geschwulstmetastasen. Die Ähnlichkeit ist jedoch eine ganz oberflächliche. Die Geschwulst fängt an einer einzelnen Stelle an und bildet später durch Aussaat seine Metastasen. Die Leukämie greift dagegen ein ganzes System gleichzeitig an.

2. Die Infektionshypothese, die schon von Virchow angedeutet wurde, ist in der Regel ganz unbestimmt („toxisch-infektiöse Einflüsse") formuliert worden. Klinische Beobachtungen über vermeintliche Ansteckung (Cabot, Obrastzow, Arnsberger, Bie) sowie der oft stürmische Verlauf akuter Fälle haben die Annahme einer Infektion nahe gelegt. Gewöhnlich hat man den Gedanken einer spezifischen Infektion verworfen, vielmehr hat man angenommen, daß verschiedene Infektionen die Grundlage einer Leukämie bilden könnten. Diese Auffassung ist vielleicht zurzeit die verbreitetste.

3. Die Hypothese der Gleichgewichtsstörung (Ziegler). Während unter normalen Verhältnissen das myeloide und das lymphatische Gewebe sich gegenseitig in Gleichgewicht halten, würde bei einer Schädigung des einen Gewebes das andere in Wucherung geraten. Hierdurch wäre also sowohl die Hyperplasie wie das alleinige Befallensein des einen Gewebes erklärt. Abgesehen davon, daß man gar nicht selten gleichzeitig Hyperplasien sowohl myeloider wie lymphatischer Natur findet, so ist eine primäre Schädigung weder nachgewiesen noch wahrscheinlich. Die Schädigung ist vielmehr entschieden sekundär. Außerdem sagt die Hypothese ja über die Ursachen der primären Schädigung nichts aus, ist also keine ätiologische Theorie.

Ebenso wie der Weg der Analogieschlüsse wegen der Sonderstellung der Leukämie sich als nicht gangbar erwies, so wurde auch durch Experimente keine Klärung erzielt. Weder durch Gifte noch durch Einimpfen leukämischer Organe gelang es, eine unzweideutige Leukämie zu erzielen. Es ist wahrscheinlich, daß die Übertragungsversuche (Mosler, Bollinger, Nette, Gilbert u. a.) deshalb scheiterten, weil zu wenige Tiere geimpft wurden, und weil die Impfung in vielen Fällen an fremden Spezies vorgenommen wurde. Die vermeintlichen Parasiten (Mannaberg, Löwitt, Much, Proescher u. a.) sind teils als solche nicht anerkannt worden, teils erwiesen sie sich als zufällige Nebenbefunde, die mit der Krankheit selbst nichts zu tun hatten.

Die ersten erfolgreichen Übertragungen wurden von Ellermann und Bang im Mai 1907 ausgeführt. Eine kurze Beschreibung dieses Versuches wurde in der Tagung der biologischen Gesellschaft zu Kopenhagen am 14. November desselben Jahres gegeben. Da der Erfolg unseres Versuches nicht ganz zufällig war, sondern jedenfalls zum Teil auf die Anwendung neuer Prinzipien beruhte, muß ich denselben in aller Kürze erörtern. Ich ging bei meinem Überlegungen davon aus, daß die Leukämie, sei es, daß sie eine Infektion, sei es, daß sie eine Geschwulstbildung wäre, jedenfalls auf Tiere derselben Art müßte übertragen werden können, wenn man als Impfmaterial Zellen der blutbildenden Organe benutzte. Mit Rücksicht auf die Möglichkeit einer Geschwulstbildung wäre es notwendig, nicht bloß einige wenige, sondern eine Reihe von Tieren zu impfen, weil ein Unterschied der Empfänglichkeit wie bei den Mäusetumoren (C. O. Jensen) obwalten könnte. Man mußte also Organe einer spontanen tierischen Leukämie auf eine Anzahl von Tieren derselben Art verimpfen. Ich kannte damals die Hühnerleukose nicht und wollte eigentlich, wenn möglich, kleine Säugetiere als Versuchstiere anwenden. Herr Professor Carl Hansen, an den ich mich mit der Bitte um Material wandte, machte mich nun darauf aufmerksam, daß ein solches Material sehr selten war, daß er aber öfters leukämische Hühner bekam, und schlug mir deshalb vor, die Versuche mit Hühnern anzufangen, und die Arbeit gemeinschaftlich mit Herrn Oluf Bang, Assistent der Hochschule, auszuführen. Ich erhielt in Herrn O. Bang einen sehr tüchtigen und kritischen Mitarbeiter, der sich schon vorher mit der Hühnerleukose beschäftigt hatte und wegen seiner Studien über die Geflügeltuberkulose mit der Impftechnik völlig vertraut war.

Als nun das Laboratorium einen Monat später ein leukämisches Huhn erhielt, wurden die Versuche Ende Mai 1907 von Bang und mir angefangen. Schon beim ersten Versuch erhielten wir Gewißheit dafür, daß die Krankheit übertragbar war. Später gelang es dann auch nachzuweisen, daß die Krankheit ebenfalls durch Filtrate hervorgerufen werden konnte und somit eine Infektion darstellte.

Die experimentelle Krankheit kam gewöhnlich nach einer Inkubationszeit von 1 bis 2 Monaten zum Vorschein und äußerte sich klinisch durch Anämie oder Leukämie. Die Leukocytenzahl konnte eine beträchtliche Höhe (bis 600 000) erreichen, während das Blutbild durch das Auftreten unreifer Formen (Myelocyten) und durch Überwiegen der mononukleären Leukocyten gekennzeichnet war. Die Autopsie ergab starke Hyperplasie der blutbildenden Organe. Mikroskopisch zeigte sich die Vergrößerung durch Anhäufung mononukleären Leukocyten in den Gefäßen verursacht. Außer den leukämischen Fällen kamen oft aleukämische Fälle vor, die sich jedoch anatomisch wie die leukämischen verhielten.

Unsere Ergebnisse wurden im wesentlichen von Hirschfeld und Jacoby bestätigt, die ebenfalls eine Reihe von Übertragungen vornahmen und sowohl leukämische wie aleukämische Fälle beobachten konnten.

Andere Forscher haben gegen die Versuche verschiedene Einwände gemacht. So behauptete Schridde, Leukämie durch Einspritzung normaler Hühnerorgane hervorrufen zu können. Veränderungen der Organe hat er dabei nicht erzielt, weshalb diesen Versuchen keine Bedeutung zugemessen werden kann, um so weniger, weil man bei den gespritzten, nicht leukämischen Versuchstieren keinerlei Blutveränderungen begegnet. Später hat Schridde (Aschoffs Handbuch der pathologischen Anatomie, III. Auflage) seine Auffassung dahin präzisiert, daß die experimentelle Krankheit keine Leukämie, sondern eine Anämie, bei der auch zahlreiche unreife leukocytäre Zellen im

Blute erscheinen, darstelle. Ich glaube, man wird einen anderen Eindruck beim Lesen dieses Buches bekommen. Gegenüber Skibas Einwände, daß der experimentellen Krankheit die „eigentlichen“ leukämischen Veränderungen, und zwar die interstitiellen Hyperplasien, fehlen, kann ich gleichfalls auf die klinischen und anatomischen Abschnitte hinweisen, wo derartige Veränderungen zur Genüge beschrieben werden. Noch muß erwähnt werden, daß Burckardt die Meinung ausgesprochen hat, die „Hühnerleukämie“ wäre nur eine abgeschwächte Tuberkulose (!). Hiergegenüber haben Hirschfeld und Jacoby hervorgehoben, daß die Tuberkulose eine polynukleäre Leukocytose verursacht, die von der Leukämie verschieden ist; daß die leukämischen Veränderungen bei Tuberkulose fehlen; daß die Tuberkulose durch subkutane Impfung im Gegensatz der Leukämie entsteht, usw. Die Frage: Leukämie oder Tuberkulose hat danach, wie ich meine, seine endgültige Lösung durch den Seite 24 mitgeteilten Filtratversuch erfahren.

Die histologische Auffassung der Hühnerleukose ist vorläufig wenig behandelt worden. Handelt es sich um eine Myelose, eine Lymphomatose oder um eine indifferente Zwischenform? Ellermann und Bang sprachen sich hierüber nicht aus. Die Aufklärung der Ätiologie war ja für uns die vornehmste Aufgabe. Hirschfeld und Jacoby schieben die Frage aus, bis genauere Untersuchungen über die normale Blutbildung beim Huhn vorliegen. Die genaue histologische Untersuchung spontaner und experimenteller Fälle war deshalb eine wichtige Aufgabe für mich, als ich 1911 die Leukämiefrage wieder aufnahm. Die Untersuchungen ergaben dann das Resultat, daß sowohl myeloide wie lymphatische Fälle vorkommen. Eine vorläufige Mitteilung hierüber habe ich am 8. nordischen Kongreß für innere Medizin in Lund 1912 gegeben. (In deutscher Sprache in Zeitschrift für klinische Medizin, Bd. 79, Heft 1 und 2. 1913.) Die Frage, die eine zentrale im vorliegenden Buch ist, wird in den anatomischen und klinischen Abschnitten genau erörtert werden.

Zweites Kapitel.

Technische Bemerkungen.

Die Versuchstiere.

Am besten wäre es natürlich, seine Versuchstiere selbst heranzuzüchten; dies wird wohl für gewöhnlich nicht möglich sein. Man muß also seine Tiere kaufen und wählt womöglich solche Stellen, wo keine Krankheiten, speziell keine Tuberkulose herrscht. Falls diese Kontrolle auch fehlt, muß man beim Einkauf solche Tiere heraussuchen, die einen stark roten Kamm und ein lebhaftes Benehmen darbieten. Ferner muß man sich sofort durch Hämoglobinbestimmung und Untersuchung von Ausstrichpräparaten davon überzeugen, daß das Blut normal ist.

Verdächtig für Tuberkulose sind Tiere, deren Kamm weißlich und trocken aussieht. Findet man bei solchen Tieren eine polynukleäre Leukocytose, liegt Tuberkulose vor, und müssen sie dann sofort ausgeschaltet werden.

Am geeignetsten für die Versuche sind junge Tiere.

Die Hühner werden am besten in kleineren Käfigen untergebracht, weil sie in den großen Volièren schwer zu fangen sind. Ich habe einen Käfig konstruiert, der sich als praktisch bewährt hat. Er ist für 8 Hühner berechnet und mißt 57 cm in der Höhe, 67 cm in der Breite und 107 cm in der Länge. Durch Einschieben einer losen Scheidewand kann der Käfig zweiräumig gemacht werden, und ist man auf diese Weise imstande, die Tiere, je nachdem sie geimpft oder untersucht sind, von dem einen in den anderen Raum zu übertragen. An der Innenseite wird ein Behälter für Trinkwasser 36 cm über dem Boden angebracht.

Man füttert mit Hafer, Mais, Brot. Sehr empfehlenswert ist es, stets der Fütterung einige Rüben hinzuzufügen. Sind solche nicht zu haben, kann man sich mit Kohl, Salat, Gras usw. behelfen. Die Tiere werden selbst bei jahrelanger Einsperrung nicht anämisch, dagegen können sie an einer Stoffwechselkrankheit, die sich durch Weichheit und Biegsamkeit

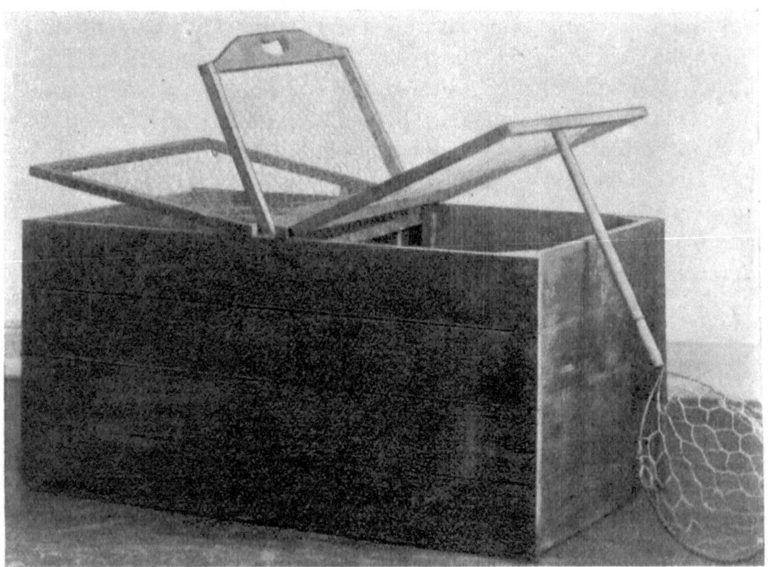

Fig. 1. Käfig für 8 Hühner.

der langen Knochen kundgibt, erkranken. Diese „Osteomalacie" vermeidet man nach meinen Erfahrungen am besten durch frische Vegetabilien[1]). Sehr wichtig ist es ferner, daß den Tieren stets mit dem Futter etwas Gries verabreicht wird, weil die mechanische Behandlung des Futters sonst mangelhaft wird.

Die intravenöse Impfung.

Da die Leukose am sichersten durch die intravenöse Einimpfung übertragen wird, muß diese kleine Operation mit ein paar Worten erortert werden. Man sucht sich die Flügelvene an der Stelle auf, wo sie dicht unterhalb des Ellbogengelenkes

[1]) In dieser Beziehung waren die Versuche von Axel Holst anregend.

über dem Unterarm verläuft. Man erhält an dieser Stelle eine feste Unterlage, was absolut notwendig ist. Versucht man dagegen am Oberarm die Einspritzung vorzunehmen, mißlingt dieselbe regelmäßig. Die Einspritzung kann mit einer gewöhnlichen Rekordspritze gemacht werden und gelingt sehr leicht bei jungen Tieren. Bei älteren Tieren, die an der schlaffen, gerunzelten Haut erkenntlich sind, kann die Einspritzung sogar sehr schwer werden, weil die Kanüle in der zähen Haut hängen bleibt. Man verfährt in solchen Fällen am besten so, daß man mittels eines kleinen Scherenschnitts die Vene bloßlegt. Geschieht die Einspritzung ins Bindegewebe statt in die Vene, erkennt man dies an dem sich bildenden Ödem sofort, hört mit der Einspritzung auf und versucht mit der Vene des anderen Armes.

Die Sektion.

Der Bauch wird durch einen bogenförmigen Scherenschnitt geöffnet, was sehr vorsichtig gemacht werden muß, um Verletzungen des Darms zu vermeiden. Nun durchschneidet man beiderseits die Rippen und schlägt das Brustbein nach aufwärts. Man löst mit den Fingern den Muskelmagen stumpf heraus und findet an dessen Hinterseite die kleine Milz, die ziemlich tief in der Mitte des Körpers liegt. Die Entfernung der Nieren, die der unregelmäßigen Hinterwand entsprechend, mehrere tiefe Einschnürungen darbieten, erfordert eine sorgfältige Präparation. Die Herausnahme der übrigen Organe geht sehr leicht vor sich. Das Knochenmark verschafft man sich, indem man die Röhrenknochen der Länge nach mittels einer gewöhnlichen Geflügel-Knochenschere spaltet.

Handelt es sich um einen Fall von Leukose, müssen folgende Organe: Leber, Milz, Knochenmark, Nieren, Darm, Thymus, Haut untersucht werden. Die Größe der Organe (Leber, Milz, Niere) kann nur durch Wägung bestimmt werden, während die Messung der Dimensionen unübersichtliche und unvergleichbare Werte liefert. Für die mikroskopische Untersuchung entnimmt man kleine Stücke der Leber, Milz, Niere und Knochenmark.

Die histologische Untersuchung.

Da es besonders darauf ankommt, die Zellgranulationen scharf darstellen zu können, muß man eine Fixierung wählen, die diesen Forderungen entspricht. Die gewöhnliche Formalinlösung (1 : 10) ist einigermaßen brauchbar, bessere Resultate erhält man jedoch mit Sublimat. Schöne Resultate hat mir folgende Mischung gegeben:

Konzentrierte Formalinlösung	1 Teil,
Gesättigte Kochsalz-Sublimatlösung	19 Teile.

Nach 24stündiger Fixierung überträgt man die Stücke in 70 % Alkohol mit Zusatz von Jodtinktur. Die Stücke verweilen hierin, so lange die Flüssigkeit entfärbt wird, und werden darauf auf gewöhnliche Weise weiter behandelt, in Paraffin eingeschmolzen usw.

Die Schnitte, die 5 bis 8 μ dick sein müssen, werden mit Hämatoxylin gefärbt, mit Eosin nachgefärbt, in Alkohol 99 % differenziert und in Kanadabalsam oder Damarharz aufgehoben.

Da die postmortellen Veränderungen der Gewebe, speziell eine starke Karyolyse, in den Hühnerorganen viel schneller als bei Säugetieren eintritt, so ist es von großer Bedeutung, daß die Stücke möglichst schnell nach dem Tode fixiert werden.

Trockenpräparate des Blutes.

Wenn man den Kamm durch Waschen mit Äther hyperämisch gemacht hat, erhält man immer aus einem kleinen Scherenschnitt hinreichend Blut. Ein Bluttropfen wird auf einen Objektträger ausgebreitet, worauf das Präparat hin und her in der Luft bewegt wird, um eine schnelle Eintrocknung und dadurch bedingte gute Konservierung zu erreichen. Zur Färbung nehme ich immer die Leishmansche Lösung; aber auch andere Farbstoffe (Giemsa, May-Grünwald) können natürlich herangezogen werden. Die Präparate werden in Damarharz montiert. Hat man genügend Blut erhalten, stillt man mittels Brenneisen die Blutung. Eine kleine histologische Spatel ist hierzu anwendbar.

Man erreicht im Laufe der Zeit eine gewisse Übung, den Zustand der Tiere beim ersten Anblick zu beurteilen. Hat der Kamm die normale tiefrote Farbe, dann kann man sich die

Untersuchung sparen. Die erkrankten Tiere dagegen sehen etwas blaß, oft leicht gelblich aus. Untersucht man solche Tiere, findet man in gewissen Fällen überhaupt keine Veränderungen, in anderen Fällen dagegen entweder eine leichte Anämie oder leichte morphologische Veränderungen im Blutbild (Myelocyten, Großlymphocyten, polykrome Erythrocyten usw.). Bei den ausgesprochenen Fällen von Anämie ist die hellgelbe Farbe des Kamms sehr in die Augen fallend. Tiere, die längere Zeit im Käfig gewesen sind, bieten oft ein blasses Aussehen dar, geben aber bei der Blutuntersuchung ganz normale Befunde. Die Kehllappen behalten in der Regel, wenn eine Anämie nicht vorliegt, ihre rote Farbe.

Drittes Kapitel.

Das normale Blut der Hühner.

Die Hämoglobinmenge.

Ellermann u. Bang geben an, daß dieselbe bei gesunden Tieren 60—65 nach Sahli beträgt, bei jungen nicht erwachsenen Tieren fanden sie jedoch niedrigere Werte: 40—50. Klieneberger u. Carl geben als Mittel 62 nach Sahli an. Das Verhältnis der jungen Tiere wird nicht erwähnt. Da eine Untersuchung über einen möglichen Unterschied zwischen den Geschlechtern vorläufig fehlt, habe ich diese Lücke auszufüllen versucht.

Tabelle 1.

	Anzahl der Tiere	Außenwerte	Mittelzahl
Hähne	11	55—85	72
Hennen	45	45—70	56
Junge	14	40—50	45

Man ersieht aus der Tabelle, daß die Zahl für die Hähne durchschnittlich höher als bei den Hennen liegt, und daß die letzteren wiederum höhere Werte als die Jungen aufweisen. Man muß bei den Hämoglobinbestimmungen erinnern, daß die Zahl höher wird, wenn man längere Zeit zwischen Salzsäurezusatz und Verdünnung mit Wasser verlaufen läßt. Um vergleichbare Werte zu erhalten, muß man deshalb die Verdünnung immer nach einer bestimmten Zeit (z. B. 2 Minuten) vornehmen.

Die Zahl der Blutkörperchen.

Die Blutzählung kann, was die Erythrocyten betrifft, genau wie beim Menschen ausgeführt werden. Die Zählung der Leukocyten begegnet dagegen Schwierigkeiten, weil die Erythrocyten kernhaltig sind und deshalb nicht beseitigt werden können. Ellermann u. Bang verfuhren deshalb folgendermaßen, daß sie zuerst die Gesamtzahl der roten und weißen Blutkörperchen mittels Zählkammer feststellten und danach das Verhältnis der Leukocyten zu Erythrocyten im Trockenpräparat bestimmten, woraus dann die absolute Zahl der Leuko- und Erythrocyten berechnet werden konnte. Dieselbe Methode wurde von Klieneberger u. Carl sowie von Burckardt benutzt. Die gefundenen Zahlen gehen aus der Tabelle 2 vor. Die Übereinstimmung der Angaben ist sehr gut.

Tabelle 2.

	Erythrocyten	Leukocyten
Ellermann u. Bang . . .	3 000 000	30 000
Klieneberger u. Carl . .	3 100 000	35—60 500
Burckardt	3 300 000	23 500

Was nun die Leukocytenzahl betrifft, so habe ich hier keine neuen Zählungen vorgenommen, teils wegen der Schwierigkeit, wirklich genaue Werte zu erhalten, teils weil es bei den pathologischen Zuständen vor allen Dingen auf die qualitativen Veränderungen ankommt. Dagegen habe ich versucht, ob die Erythrocytenzahl nach Alter und Geschlecht ebenso wie die Hämoglobinzahl variiert. Die Zählung geschah mittels der von mir angegebenen sehr genauen Methode[1]) und ergab folgendes Resultat: Bei 6 Tieren (1 Hahn, 2 Hennen, 3 Jungen) wurde im Mittel 2,9 Millionen gefunden. Die einzelnen Zahlen variierten zwischen 2,7 und 3,3 Millionen in regelloser Weise. Nur bei einem Hahn, der den sehr hohen Wert 85 bei der Hämoglobinbestimmung darbot, wurde eine höhere Zahl und zwar 3,9 Millionen gefunden.

Es scheint hieraus hervorzugehen, daß die Erythrocytenzahl weit weniger als die Hämoglobinzahl von Alter und Geschlecht abhängt, und daß die Jungen folglich einen niedrigeren Färbeindex als die Erwachsenen haben.

---

[1]) Deutsches Archiv f. klin. Medizin Bd. 109. 1913.

Die Morphologie des Blutes.

Die Erythrocyten sind ovale, flache, hämoglobinhaltige Zellen mit einem schmalen, fast stäbchenförmigen Kern, der sehr dunkel gefärbt wird und keine Struktur darbietet.

Die Leukocyten gehören ebenso wie bei den Säugetieren zwei Hauptgruppen, den granulierten Polynukleären und den ungranulierten Lymphocyten.

Bei den Hühnern sind ebenso wie bei vielen Säugetieren, aber im Gegensatz zu dem Menschen, die Lymphocyten überwiegend.

In der Tabelle 3 habe ich die von verschiedenen Untersuchern gefundenen Zahlen angeführt. Die eosinophilen Polynukleären sind zu den Polynukleären gerechnet, die Mastzellen zu den Mononukleären. Die Übereinstimmung der Zahlen ist auffallend gut.

Tabelle 3.

	Poly	Mono
Ellermann u. Bang . . .	37 Proz.	63 Proz.
Klieneberger u. Carl . .	34 „	66 „
Burckardt	36 „	64 „

Die Differentialzählung ist beim normalen Blut überhaupt nicht schwer und läßt sich mit großer Genauigkeit ausführen. Der mittlere Fehler beträgt nach Ellermann u. Bang 6 Proz., wenn 300 Leukocyten gezählt werden.

Da es von vornherein wahrscheinlich war, daß die jungen Hühner verhältnismäßig mehr Lymphocyten hätten als die Erwachsenen, habe ich diese Frage untersucht und zwar mit dem Resultat, daß meine Vermutung sich bestätigte.

Tabelle 4.

	Poly	Mono
Mittelzahl bei 3 erwachsenen Hühnern .	31 Proz.	69 Proz.
Mittelzahl bei 2 jungen Hühnern . . .	18 „	82 „

Man ersieht hieraus, daß die Zahlen der Erwachsenen mit den oben angeführten gut übereinstimmen, während die jungen Tiere bedeutend höhere Werte der Mononukleären zeitigen.

Die granulierten Leukocyten. Die Hauptmasse dieser Zellen bilden gelapptkernige Leukocyten, deren Protoplasma voll eigentümlicher, pseudo-eosinophiler, stäbchenförmiger „Granulationen" ist. Diese Zellen entsprechen funktionell den neutrophilen Polynukleären des Menschen und sind bei Hyperleukocytosen, z. B. bei Tuberkulose, stark vermehrt. Die Stäbchen sind ziemlich stabil und treten bei Zerquetschung der Zellen als isolierte Gebilde aus dem Zelleib heraus.

Außer den stäbchenführenden Polynukleären begegnet man spärlichen Polynukleären, die in einem hellblau gefärbten Protoplasma runde Granula enthalten. Sie machen etwa ein paar Prozente der gesamten Leukocyten aus und entsprechen wahrscheinlich den eosinophilen Polynukleären beim Menschen.

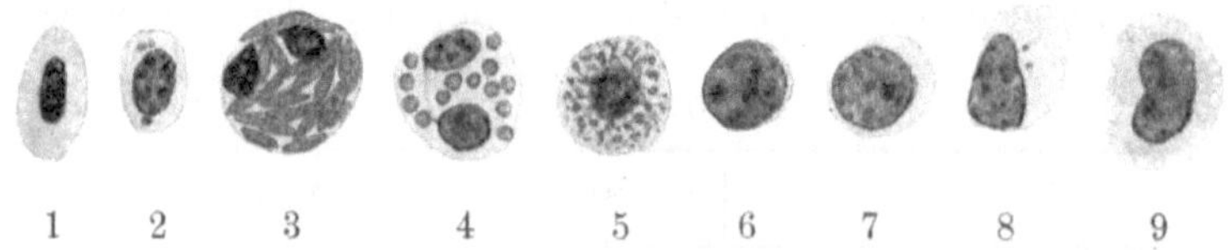

Fig. 2. Normale Blutzellen.
1. Erythrocyt. 2. Blutplättchen. 3. Polynukleäres stäbchenführendes Leukocyt. 4. Polynukleäres granuliertes Leukocyt. 5. Mastzelle. 6. Kleines Lymphocyt. 7.—8. Größere Lymphocyten. 9. Großes mononukleäres Leukocyt.

Mastzellen sind in spärlicher Menge vorhanden. Der Kern ist etwas unregelmäßig geformt, das Protoplasma voll dunkler, lilagefärbter Fäden und Körner.

Die ungranulierten Leukocyten. Es lassen sich drei Formen unterscheiden. 1. Kleine Lymphocyten. Sie ähneln ganz den entsprechenden Zellen beim Menschen. Der Kern ist kreisrund, dunkelgefärbt mit deutlicher grober Struktur. Das Protoplasma bildet einen schmalen, an gewissen Stellen kaum sichtbaren, Saum um den Kern. Außer diesen protoplasmaarmen Zellen begegnet man auch solchen, die ein breiteres Protoplasma besitzen und den Übergang zu der nächsten Gruppe bilden. 2. Größere Lymphocyten. Der Kern ist größer und blasser, zeichnet sich oft durch geradlinige Umrisse aus. Das Protoplasma ist hell, oft reichlich vorhanden und enthält zuweilen wenige azurophile Körnchen. 3. Große mononukleäre Leukocyten. Dieselben sind recht spärlich vorhanden und unterscheiden sich von der letztgenannten Gruppe durch ihr dunkleres Protoplasma und nierenförmig eingebuchteten Kern.

Blutplättchen. Es handelt sich um Zellen, die den Erythrocyten gleichen, nur enthält das Protoplasma kein Hämoglobin, sondern ein oder zwei azurophile Körnchen, die dem Kern an dem einen Pol dicht anliegen. Der Kern ist sehr dunkel, ein wenig rundlicher und größer als derjenige der Erythrocyten. Die Plättchen kommen an Zahl den Leukocyten fast gleich.

Viertes Kapitel.

Die blutbildenden Organe und Gewebe bei gesunden Hühnern.

Leber.

Die Leber wiegt unter normalen Verhältnissen 30 bis 40 g. Als Mittel von sechs Bestimmungen wurde gefunden: 35 g. Die Farbe ist braun wie bei den Säugetieren. Mikroskopisch findet man ebensowenig wie beim Menschen eine scharfe Begrenzung der einzelnen Lobuli. Das Bild ähnelt im ganzen der Säugetierleber, und die Abweichungen mit Bezug auf die Lagerung der Gallenkapillaren haben für das Verständnis der pathologischen Verhältnisse keine Bedeutung. Wichtig ist es aber, daß periportale Zellhaufen, die aus zweierlei Zellen bestehen, vorhanden sind. Die betreffenden Zellen sind: 1. Myelocyten, granulierte Zellen, die denjenigen des Knochenmarkes ähnlich sehen, 2. kleine Lymphocyten. Diese beiden Zellarten sind nun nicht miteinander vermischt, sondern liegen zu getrennten Haufen in den Wänden der größeren Gefäße. Die Leberkapillaren sind leer, oder aber sie enthalten spärliche Erythrocyten.

Milz.

Die Milz ist klein, sie wiegt unter normalen Verhältnissen 1,5 bis 2,5 g. Die Farbe ist dunkelviolett. Mikroskopisch gleicht der Bau ganz demjenigen der Säuger, und zwar findet man die beiden bekannten Bestandteile: Follikel und Pulpa. Die Follikel bilden kleine rundliche Anhäufungen lymphatischen Gewebes um die kleinen Arterien herum. Sie bestehen aus kleinen Lymphocyten und bieten gegen die Pulpa eine zackige Grenzlinie dar. Die Größe ist etwas wechselnd, beträgt oft zirka

500 μ im Durchmesser. In einigen Follikeln sieht man kreisrunde, scharf abgegrenzte Gebilde von ca. 80 μ Durchmesser. Sie sind aus mittelgroßen und großen Lymphocyten zusammengesetzt und enthalten immer Mitosen. Es handelt sich also hier um Keimzentren, die denjenigen im Darm gleichen. In den Zwischenräumen des lymphatischen Gewebes liegt die Pulpa. Dieselbe ist ein schwammiges Gewebe, das reichlich mit Kapillaren versehen ist und eben wegen des Vorhandenseins von Erythrocyten in den Gefäßen sich leicht vom Follikelgewebe unterscheidet. Unter normalen Verhältnissen ist schätzungsweise vom Follikelgewebe und Pulpa gleich viel vorhanden. Myelocyten bin ich unter normalen Verhältnissen niemals in der Milz begegnet, dagegen sind gewöhnlich viele Polynukleäre in der Pulpa vorhanden.

Knochenmark.

Das Mark der langen Röhrenknochen ist auch bei den erwachsenen Tieren rot, abgesehen vom unteren Ende des Tibiamarkes, das mit dem Alter ganz zu Fettmark wird. Wie das Mark sich bei ganz alten Tieren verhält, vermag ich nicht zu sagen, weil hierzulande solche Tiere aus ökonomischen Gründen nicht benutzt werden. Der Bau des Markes ist sehr einfach und übersichtlich. Das Gewebe besteht aus zwei Bestandteilen: 1. Balken, die myeloides Gewebe und spärliche Fettzellen enthalten, 2. Sinus, die das Blut enthalten.

Die Balken bilden ein schwammiges Gerüst, in dessen Höhlen die Blutsinus ihren Platz finden. Die Balken bestehen fast ausschließlich aus dicht gelagerten granulierten Zellen, an der Oberfläche nimmt man die Endotelkerne der Bluträume wahr. Seit Bizzozero weiß man, daß die polynukleären Leukocyten in den Balken, die Erythrocyten dagegen in den Sinus gebildet werden. Unter den granulierten Markzellen kann man zweierlei Arten unterscheiden: Myelogonien und Myelocyten.

Die Myelogonien[1]) sind große Zellen mit rundem, hellem, zentral gelegenem Kern und ein Protoplasma, das mit roten, kugelförmigen Granula angefüllt ist. Häufig begegnet man mito-

[1]) Ich wähle diese Bezeichnung statt „Myeloblasten", weil hiermit ungranulierte Vorstufen gemeint werden.

tischer Teilung dieser Zellen, stets ist jedoch die Granulierung erhalten. Überhaupt habe ich immer die Mitosen in granulierten Zellen gefunden. Für die erwachsenen Hühner ist somit kein Grund vorhanden, ungranulierte Vorstufen der Myelocyten in den Knochenmarkbalken anzunehmen.

Die Myelocyten sind ebenfalls mononukleäre, granulierte Zellen. Sie unterscheiden sich aber dadurch von den Myelogonien, daß der Kern nicht kreisrund, sondern bohnenförmig ist, daß er eine dichtere Struktur besitzt und exzentrisch, mit seiner Konvexität der Zellwand angepaßt, im Zelleib gelagert ist. Inwieweit nun diese Zellen sich zu teilen imstande sind, das vermag ich nicht anzugeben. Ich möchte glauben, daß sie es für gewöhnlich nicht tun, weil sie entschieden im Begriff

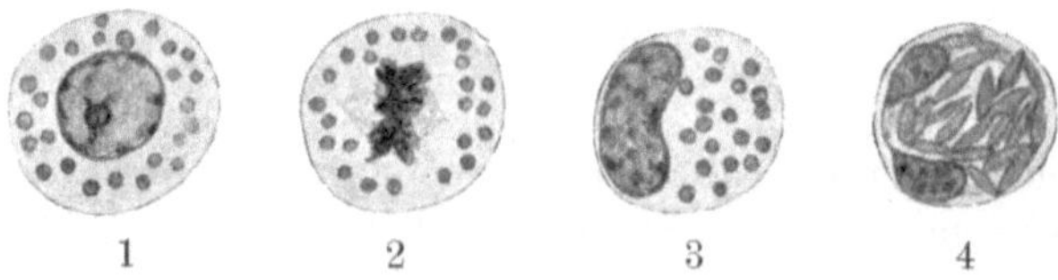

Fig. 3. Entwicklung der polynukleären Leukocyten (halbschematisch).

1. Ruhende Myelogonie. 2. Myelogonie in mitotischer Teilung. 3. Myelocyt. 4. Fertiges polynukleäres Leukocyt.

sind, zu polynukleären Leukocyten zu werden. Dies geschieht dadurch, daß der Kern sich noch mehr verdichtet und gleichzeitig gelappt wird, während sich die runden Granula in spindelförmige Stäbchen umbilden. Tatsächlich finden sich in den Balken neben den Myelogonien und Myelocyten oft dichte Haufen fertiger polynukleärer Leukocyten.

Die Entwicklung geht also von teilungsfähigen Myelogonien zu Myelocyten, die sich wiederum in polynukleäre Leukocyten umwandeln.

Während die Myelocyten die Hauptmasse der Balken bilden, findet man lymphatisches Gewebe nur ganz spurenhaft, und zwar als winzige Haufen kleiner Lymphocyten in den Scheiden der größeren Gefäße.

Die Sinus sind normalerweise mit Erythrocyten angefüllt.

Die Hauptmasse derselben bilden fertige Erythrocyten mit hämoglobinhaltigem Protoplasma und dunklem, stäbchenförmigem Kern. An der Wand gelagert findet man oft eine Zellschicht, die Vorstufen der Erythrocyten sind und je nach der Entwicklung mehr oder weniger Hämoglobin enthalten. Zunächst begegnet man großen runden Zellen mit einem mächtigen runden Kern und ziemlich schmalem homogenem Protoplasmasaum, der

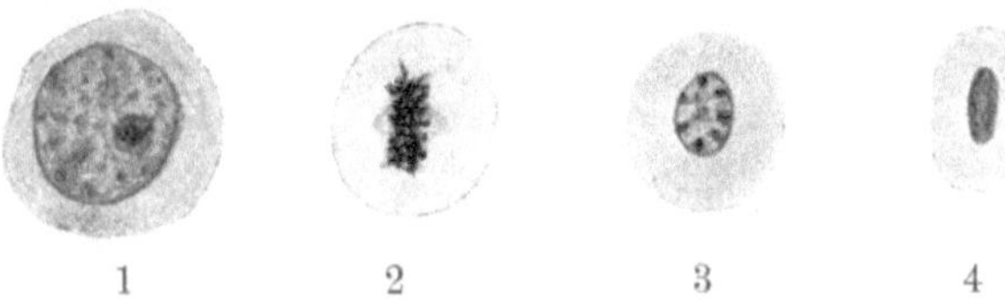

Fig. 4. Entwicklung der Erythrocyten (halbschematisch).

1. Ruhende Erythrogonie. 2. Erythrogonie in mitotischer Teilung. 3. Erythroblast. 4. Fertiges Erythrocyt.

sich mit Eosin graubräunlich färbt. Diese Zellen, die Erythrogonien genannt werden können, sind wahrscheinlich die Stammzellen, die sich mitotisch teilen und zu Erythroblasten werden. Die Erythroblasten ähneln den fertigen Erythrocyten, besitzen aber weniger Hämoglobin und haben einen runden, deutlich strukturierten Kern. Sie entsprechen den polychromen Formen der Ausstrichpräparate.

Darm.

Wie O. Bang nachgewiesen hat, enthält die Schleimhaut des Darmes adenoides Gewebe mit kleinen Lymphocyten. An einigen Stellen werden auch deutliche submuköse Follikel gebildet. Ich kann dies bestätigen und hinzufügen, daß ich im Dickdarm wohlausgebildete helle Keimzentren mit zahlreichen Mitosen gefunden habe.

Thymus.

Lymphdrüsen finden sich beim Huhn nicht. [Bei Enten nnd Gänsen sind Lymphdrüsen dagegen vorhanden[1].] Die lymphdrüsenähnlichen Gebilde beiderseits am Halse erweisen sich mikroskopisch als Thymusläppchen.

[1]) Jolly, Archives d'anatomie mikroskopique. 1909—1910.

Nieren.

Das Gewicht der rechten Niere beträgt normal 5 bis 6 g. In der Nierenbeckenwand findet man stellenweise recht große Haufen von Myelocyten[1]) bzw. Lymphocyten. Im eigentlichen Nierengewebe findet man hier und da kleine Haufen von Lymphocyten. Myelocyten werden gewöhnlich nicht gefunden.

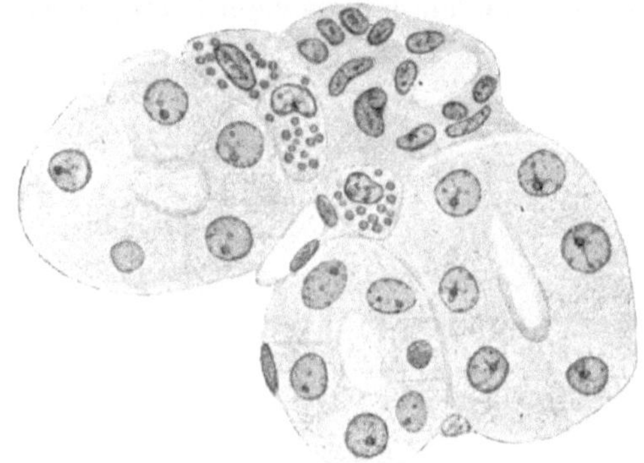

Fig. 5. Myelocyten in einer normalen Niere.

Immerhin ist es mir gelungen, den Nachweis zu führen, daß auch Myelocyten normalerweise hier in ganz geringen Mengen vorkommen. Wenn man normale Nierenschnitte sehr sorgfältig durchmustert, kann man in einem Schnitte von ca. 1 qcm Größe vielleicht 3 bis 4 kleine Myelocytengruppen finden.

Rückblick auf die normal-anatomischen Befunde.

Ebenso wie die Säugetiere besitzen die Hühner sowohl myeloides wie lymphatisches Gewebe.

Das myeloide Gewebe ist hauptsächlich im Knochenmark, in kleiner Menge jedoch auch perivaskulär in der Leber, in der Nierenbeckenwand, als Spuren sogar im eigentlichen Nierengewebe vorhanden. Mitosen sind normal nur im Mark zu finden. Das lymphatische Gewebe ist in den Milzfollikeln, in der Darmschleimhaut, in der Thymus, in kleiner Menge in Leber, Nieren und anderen Organen vorhanden. Keimzentren sind normalerweise in den Darmfollikeln und Milzfollikeln zu finden.

---

[1]) Vgl. hiermit das häufige Vorkommen von myeloidem Gewebe in der Nierenbeckenwand beim Menschen bei Leukämie, Anämie usw.

Fünftes Kapitel.

Das Leukosevirus.

Stellt man sich eine Emulsion leukämischer Hühnerorgane in 0,9 %iger Kochsalzlösung her und spritzt dieselbe intravenös auf gesunde Hühner ein, so erkranken nach 1 bis 2 Monaten einige der geimpften Tiere (gewöhnlich 40 bis 50 %). Ellermann und Bang stellten fest, daß das Virus in Leber, Milz, Knochenmark und Blut enthalten war. Da die Anwendung der Organe den Tod der Tiere voraussetzt, und da die Einspritzung frischen Blutes wegen der Koagulation sehr schwierig ist, habe ich versucht, ob man das Blut mit einer koagulationshemmenden Flüssigkeit verdünnen könnte, und zwar hat sich dies als möglich erwiesen. Ich benutze die von Rosenthal bei seinen Hühnerpeststudien angewandte Mischung (1,5 % Natriumzitrat: 1 Teil, 0,9 % Kochsalzlösung: 9 Teile). Man läßt das Blut aus dem Kamm in diese Lösung herabtropfen, z. B. 20 Tropfen Blut in 10 ccm der Lösung. Die Methode hat den Vorteil, daß man das Huhn nicht zu töten braucht, und daß man mit ganz frischem Material impfen kann.

Filtrationsversuche.

Wie erwähnt, wiesen Ellermann und Bang nach, daß auch Emulsionen, die durch Berkefeldkerzen filtriert waren, die Krankheit hervorrufen konnten.

Zu ihrem ersten Versuch wurde die Organemulsion zuerst zentrifugiert, wodurch eine trübe, fast zellfreie Flüssigkeit erhalten wurde, die nun durch eine kleine Berkefeldkerze Nr. 12 filtriert wurde. Das klare Filtrat wurde 5 Hühnern (Nr. 251, 253, 257, 259, 276) intravenös eingespritzt mit dem Resultat, daß 3 derselben an Leukose erkrankten.

Im zweiten Versuch wurde das Filtrat auf gleiche Weise hergestellt. Von den geimpften 5 Tieren (Nr. 77 bis 81) erkrankte eins.

Im dritten Versuch wurde die Emulsion ziemlich stark verdünnt (15 g Organ auf 350 ccm) und kräftig zentrifugiert (10 Minuten auf 4000 Umdrehungen pro Minute). Nach vorsichtiger Abpipettierung der trüben Flüssigkeit wurde dieselbe durch ein Berkefeldfilter Nr. 11 filtriert und das klare Filtrat 6 Hühnern (Nr. 70 bis 76) eingespritzt. Eins dieser Tiere erkrankte an typischer Leukose.

Wir zogen aus diesen Versuchen den Schluß, daß die Leukose eine Infektion war.

Von vornherein waren die drei Möglichkeiten: Infektion, Intoxikation, Geschwulstbildung zu berücksichtigen. Die Geschwulsttheorie konnte nun sofort durch das Resultat der Filtratversuche beseitigt werden. Ohne in der Frage der Geschwulstätiologie Stellung zu nehmen, ist es wohl berechtigt, die Geschwülste vorläufig für sich zu halten, weil die Übertragung sich stets als an die Zellen gebunden erwiesen hat; die Hühnertumoren, die Peyton Rous mit Filtraten hervorgerufen hat, bilden in dieser Beziehung scheinbar eine Ausnahme.

Eine Intoxikation konnte ferner aus folgenden Gründen nicht in Frage kommen. Erstens kennt man nicht Gifte, die erst nach zweimonatlicher Inkubation ihre Wirkung entfalten und dann zu einer vorschreitenden Krankheit führen. Ferner würde das ursprüngliche Gift durch die Passagen derart verdünnt werden, daß von einer Wirkung nicht die Rede sein könnte. Hätte man z. B. in der ersten Generation eine Dosis von 1 ccm und würde man annehmen, daß nichts vom Gifte durch Bindung und Ausscheidung verloren ginge (was undenkbar wäre), so würde man bei der 5. Generation nur ca. $\frac{1}{1 \text{ Billion}}$ der ursprünglichen Dosis einimpfen!

Die Versuche ließen sich deshalb nicht anders erklären als durch die Annahme eines vermehrungsfähigen Virus, das die Berkefeldkerzen zu passieren imstande war.

Filtrationsversuche sind sonst nur sehr wenig und nur mit negativem Resultat angestellt worden.

Hirschfeld und Jacoby erwähnen einen Versuch mit 4 und einen anderen mit 2 Tieren; Burckardt einen Versuch mit 3 Tieren. Es leuchtet ein, daß negative Versuche mit wenigen Tieren die Bedeutung der positiven Versuche nicht entkräften können.

Während es sich also nach den Ellermann-Bangschen Versuchen um ein filtrierbares Virus handeln sollte, hat Burckardt behauptet, daß die Hühnerleukose bloß eine abgeschwächte Tuberkulose darstellte. Diese Behauptung, die experimenteller Stütze vollständig entbehrte, ist von Hirschfeld und Jacoby schon zurückgewiesen worden.

In Anbetracht der Wichtigkeit der ganzen Frage habe ich von neuem die Filtratversuche aufgenommen, und ich bin bei dieser Gelegenheit auch in der Lage gewesen, die Frage: Leukose kontra Tuberkulose unzweideutig zu klären[1]).

1. Versuch (Reichelfilter). Bei der Untersuchung von 10 Hühnern, die mit den Organen einer spontanen Leukose (Stammhuhn D) geimpft waren, boten 2 Tiere, kurz nach der Impfung und ehe von einem Anschlag der Leukose die Rede sein konnte, das Blutbild einer polynukleären Hyperleukocytose dar. Diese Tiere wurden getötet und waren auch ganz richtig tuberkulös. Die übrigen 7 Tiere waren anscheinend gesund; eines derselben erkrankte aber später an typischer Leukose (N. S. Nr. 7).

Die Blutzählung ergab 1,2 Million Erythrocyten und 236000 Leukocyten. Das Blutbild war von myeloidem Typus. Bei der Sektion fand man Vergrößerung der Organe, in der Leber verkäste tuberkelbazillenhaltige Knötchen. Die Mikroskopie zeigte teils tuberkulöse Veränderungen der Leber und der Milz, teils leukotische Veränderungen, und zwar Leukocytenanhäufung in den Kapillaren der Leber und des Knochenmarks, sowie myeloide Infiltrate der Nieren und der Milz. Wenn man von der Annahme ausging, daß das Tier von vornherein ebenso wie die beiden getöteten tuberkulös war und bei der Impfung die Leukose erworben hatte, mußte es gelingen können, die beiden Viri durch Filtration voneinander zu trennen, indem

---

[1]) Eine vorläufige Mitteilung ist in der Zeitschr. f. klin. Med. Bd. 79, 1913 erschienen.

die Tuberkelbazillen zurückgehalten wurden, während das Leukosevirus durch das Filter passieren sollte. Jedenfalls wäre es von keinem Nutzen, mit unfiltriertem Material weiter zu impfen, weil dann alle geimpften Tiere tuberkulös geworden wären.

Eine Emulsion der Milz, des Knochenmarks und etwas Nierengewebes in 200 ccm einer 0,9 $^0/_0$ igen Kochsalzlösung wurde 5 Minuten bei 2000 Umdrehungen pro Minute zentrifugiert. Hierdurch wurde eine rötliche trübe Flüssigkeit erhalten, die durch eine Porzellankerze (Reichelfilter) filtriert wurde. Das Filter war vorher durch einstündiges Kochen sterilisiert. Es wurden 22 ccm kristallklares Filtrat gewonnen, das sich bei Aussaat in Bouillon und auf Agar als steril erwies. Das Filtrat wurde mittels sterilisierter Spritze 10 gesunden Hühnern (N. S. Nr. 21 bis 30) intravenös eingeimpft, 2 ccm jedem Tier.

Von den geimpften Tieren erkrankten zwei an typischer Leukose (N. S. Nr. 22 und 24).

Huhn N. S. Nr. 22[1]) starb $4^1/_2$ Monate nach der Impfung, hatte vorher keine Krankheitszeichen dargeboten. Die Sektion ergab starke Vergrößerung der Leber, der Milz und insbesondere der Nieren. Leber und Nieren mit unscharfen weißlichen Flecken übersät. Mikroskopisch wurden keine tuberkulösen Veränderungen gefunden, dagegen überall stark entwickelte leukotische Infiltrate.

Huhn N. S. Nr. 24 bot $1^1/_3$ Monat nach der Impfung anämische Symptome dar, starb $2^1/_2$ Monat nach der Impfung. Bei der Sektion wurde leukämisches Blut sowie Vergrößerung der Organe gefunden. Mikroskopie ergab von Tuberkulose keine Spur, dagegen wohlausgebildete intravaskuläre Leukocytenanhäufungen in den Gefäßen.

Huhn N. S. Nr. 25 hatte 1 Monat nach der Einimpfung eine leichte Anämie, die später stärker wurde (Hb: 22). Im Trockenpräparat spärliche Myelocyten. In weiterem Verlauf verschwanden die Blutveränderungen fast vollständig, und die Sektion des inzwischen den Herren Hirschfeld und Jacoby übersandten Tieres ergab ein völlig negatives Resultat, speziell

[1]) Mit Bezug auf Einzelheiten siehe den klinischen Abschnitt und Versuchsprotokoll.

keine tuberkulösen Veränderungen. Auch mikroskopisch konnte nichts gefunden werden.

Die übrigen Tiere N. S. Nr. 21, 23, 26 bis 30 wurden 9 Monate nach der Impfung getötet und erwiesen sich sämtlich vollständig gesund. Sie boten speziell keine Zeichen einer Tuberkulose dar.

Es geht aus dem Versuch deutlich hervor, daß Leukose und Tuberkulose verschiedene Dinge sind. Hätte man die Emulsion unfiltriert eingespritzt, würden sämtliche Tiere tuberkulös geworden sein. Da tuberkulöse Veränderungen nun überhaupt bei keinem der 10 geimpften Tiere gefunden wurden, während zwei Tiere dagegen eine ausgesprochene Leukose darboten, kann der Versuch nur derart gedeutet werden, daß das Filter, wie zu erwarten war, die Tuberkelbazillen genau so wie zufällige Verunreinigungen der Emulsion zurückgehalten hat (kein Wachstum in den Kulturen!). Das Leukosevirus dagegen ist hindurchgegangen.

2. Versuch (Reichelfilter). Es wurde angewandt eine Emulsion der Leber, der Milz und des Knochenmarks vom Huhn N. S. Nr. 24. Die Emulsion wurde 5 Minuten bei 2000 Umdrehungen pro Minute zentrifugiert. Durch Dekantierung gewann man 150 ccm trübe, leicht rötliche Flüssigkeit, die durch ein gekochtes Reichelfilter filtriert wurde. Nach 3 Stunden betrug die Menge des Filtrats 12 ccm. Es war eine kristallklare, leicht gelbliche Flüssigkeit, die sich bei Aussaat auf Agar und in Bouillon als steril erwies.

Das Filtrat wurde 10 gesunden Hühnern (Nr. 31 bis 40) intravenös eingespritzt. Die Tiere boten keine Krankheitszeichen dar und wurden nach 4 Monaten für Giftversuche angewandt.

3. Versuch (Reichelfilter). Die Emulsion wurde aus ca. 20 g Leber und Knochenmark des Huhns N.S. Nr. 41 hergestellt. Nach Verdünnung mit 0,9 $^0/_0$iger Kochsalzlösung betrug die Menge der Emulsion 500 ccm. Nun wurde wie in den vorigen Versuchen verfahren, und nach 3 stündiger Filtration 90 ccm kristallklares Filtrat gewonnen. Die neun geimpften Tiere (N. S. Nr. 53, 55 bis 58, 66 bis 69) blieben gesund; sie wurden nach 5 Monaten getötet. Die Sektion ergab keine Veränderungen.

4. Versuch (Berkefeldfilter). 20 g Leber und Milz des

Stammhuhns E wurden mit 100 ccm 0,9 %iger Kochsalzlösung zerrieben. Die Emulsion wurde 5 Minuten bei 2500 Umdrehungen zentrifugiert; darauf 50 ccm der Flüssigkeit abpipettiert, die auf 90 ccm mit 0,9 %iger Flüssigkeit verdünnt wurde. Der Albumingehalt war nun 0,4 % (Walbum). Durch 3 stündige Filtration mittels einer Berkefeldkerze Nr. 12 wurde 40 ccm kristallklares Filtrat gewonnen. Die Flüssigkeit wurde 8 gesunden Hühnern (N. S. Nr. 41 bis 48) eingeimpft, jedem 3 ccm. Sie erwies sich bei Agar- und Bouillonkultur als steril.

Eins dieser Tiere, Huhn N. S. Nr. 41, hatte 3 Monate nach der Impfung eine Hämoglobinzahl 25, während das Blutbild nur anämische Veränderungen darbot.

Während der folgenden Zeit konnte stets Anämie nachgewiesen werden, in den Ausstrichen außer anämischer Veränderungen nur noch einzelne Myelocyten und leichte relative Lymphocytose. Das Tier starb 5 Monate nach der Impfung. Die Sektion ergab starke Abmagerung, Dekomposition des Inhaltes des Kropfes, keine Vergrößerung der Organe. Mikroskopisch fanden sich nur Spuren von Leukostase.

Es handelt sich hier um einen anämischen Fall von Leukose („Leukanämie“), was unzweideutig aus dem positiven Impfresultat mit den Organen hervorgeht. In der nächsten Generation entstanden nämlich zwei typische Leukosen (N. S. Nr. 59 und 64).

Überblickt man die hier mitgeteilten Filtrationsversuche, so ist das Resultat, daß das Leukosevirus, wie schon Ellermann und Bang nachgewiesen, imstande ist, die Berkefeldkerzen zu passieren (Versuch 4) und daß auch in einem unter drei Versuchen die Filtration durch Porzellankerzen gelungen ist (Versuch 1).

Da die Filtrate immer ganz klar und steril waren, liegt kein Grund vor zu bezweifeln, daß man es wirklich mit einem „filtrierbaren“ Virus zu tun hat.

Der Sicherheit halber habe ich übrigens in speziellen Versuchen die Zuverlässigkeit der Berkefeldkerzen untersucht. Es zeigte sich, daß die Filtrate in Versuchen mit Pyocyaneus und Prodigiosus klar und steril waren.

Es gilt für die Leukosefiltration wie für alle Filtratversuche, daß eine Verstopfung der Filterporen womöglich zu vermeiden ist. Diese Verstopfung kann vom Bodensatz und vom gelösten Albumin herrühren.

Entfernung des Bodensatzes: Diese habe ich gewöhnlich durch Zentrifugieren bewerkstelligt. Damit aber der Bodensatz die spezifischen Mikrobien nicht niederreißen soll, muß die Emulsion ziemlich verdünnt sein.

Es gilt nämlich für solche Emulsionen ein von Ellermann und Erlandsen[1]) nachgewiesenes Gesetz betreffend die Sedimentierung von Bakterien: „Wenn die Größe des Bodensatzes und die Flüssigkeitsmenge konstant bleiben, werden bei einer bestimmten Zentrifugierung Bazillenmengen sedimentiert, die der Bazillenkonzentration proportional sind.“ Da es bei den Leukoseversuchen wichtig ist zu vermeiden, daß der Bodensatz zu viele Mikroben mit herunterreißt, wird eine Verdünnung der Emulsion also sehr nützlich sein.

Bedeutung der Albuminmenge: Nocard hebt hervor, daß ein höherer Serumgehalt als 3 % die Filtration des Peripneumonievirus hindert. Dies entspricht ungefähr einer Albuminmenge von 0,24 %.

Rosenthal[2]) hat nachgewiesen, daß die Albuminstoffe von der Filtermasse adsorbiert werden und dadurch die Filtration beeinflussen.

Auch in Anbetracht der Bedeutung des Albumins muß man also seine Emulsion verdünnen.

Haltbarkeit des Virus.

Es zeigt sich, daß die leukotischen Organe eine gewisse Zeit (24 bis 48 Stunden) nach dem Tode ihre Virulenz behalten. Ich habe jedoch den Eindruck, daß man mit ganz frischen Organen sichere Resultate erhält.

Ellermann und Bang stellten Aufbewahrungsversuche bei verschiedenen Temperaturen an. Ein Aufenthalt bei 37°

---

1) Nachweis von Tuberkelbazillen im Sputum. Zeitschr. f. Hygiene und Infektionskrankh. Bd. 61, 1908.

2) Zeitschr. f. Hygiene u. Infektionskrankh. Bd. 60, 1908.

während 42 Stunden zerstörte das Virus, ebenfalls Aufbewahrung desselben eine Woche bei 2 oder 8° Celsius.

Hirschfeld und Jacoby dagegen gelang die Konservierung mehrere Tage in Frigo, in gefrorenem Zustande.

Individuelle Disposition.

Daß es eine solche gibt, geht deutlich daraus hervor, daß nur ein Teil der geimpften Tiere an Leukose erkranken. Ellermann und Bang hatten unter 75 geimpften Tieren 29 Anschläge, also 39%. Hirschfeld und Jacoby hatten 22 Anschläge unter 49, also 44%.

In meinen neuen Versuchen habe ich unter 79 geimpften 17 Leukosefälle, also 22%.

Die individuelle Disposition kann somit wohl als Tatsache gelten. Analogen Verhältnissen begegnet man ja oft bei den Transplantationen von Geschwülsten. Die Disposition erklärt gewissermaßen die mißlungenen Leukämieimpfungen, selbst in den Fällen, wo auf die nämlichen Spezies geimpft wurde, weil immer nur ganz wenige Tiere angewandt wurden.

Worauf diese Disposition beruht, das ist vorläufig ganz unbekannt. Da die Krankheit sich oft schleichend entwickelt und in vereinzelten Fällen sogar von selbst ausheilt, könnte man vielleicht glauben, daß die „Nullertiere" in Wirklichkeit eine leichte, nicht nachweisbare Form der Krankheit gehabt hatten. Dies scheint doch nicht der Fall zu sein, weil man dann eine erhöhte Resistenz bei späteren Impfungen erwarten müßte. Im Gegenteil findet man, daß eine gewisse Anzahl der Nullertiere bei einer späteren Einimpfung die Krankheit bekommen. Ellermann und Bang erzielten die Krankheit bei 3 unter 12, früher ohne Erfolg geimpften Hühnern. Ein ähnliches Resultat habe ich in den neuen Versuchen erhalten.

Gegen diese Versuche liegt es sehr nahe den Einwand zu machen, daß die Krankheit eine gewisse Zeit latent gewesen und in Wirklichkeit durch die erste Impfung entstanden sei. Hiergegen spricht doch, daß zwischen den Impfungen in mehreren Fällen eine geraume Zeit lag, und daß die Krankheit mit normaler Inkubation (ca. 2 Monate) nach der zweiten Impfung entstand.

Disposition anderer Spezies.

Während die Übertragung zwischen verschiedenen Hühnerrassen ohne Schwierigkeit gelingt (Italiener, Plymouth Rocks, Zwerghühner u. a.), ist es bisher immer mißlungen, die Hühnerleukose auf andere Tiere zu übertragen. Ellermann und Bang versuchten die Einimpfung auf Tauben, Perlhühner, Kaninchen; Hirschfeld und Jacoby auf Tauben, Kaninchen, Meerschweinchen, stets mit negativem Resultat. Nicht unwahrscheinlich finde ich die Vermutung Hirschfelds und Jacobys, daß jede Art seine Leukämie hat. Ähnliches gilt z. B. für die Malariakrankheiten, gewissermaßen auch für die Tuberkulose. Hieraus ergibt sich der Schluß, daß die Menschenleukämie wahrscheinlich nur auf (anthropoïden) Affen mit Aussicht auf Erfolg zu verimpfen wäre[1]).

Bedeutung der Impfmethode.

Man begegnet hier der eigentümlichen, aber keineswegs einzig dastehenden, Erscheinung, daß die subkutane Impfung wirkungslos ist (Ellermann und Bang). Die intravenöse Impfung ist dagegen die Methode der Wahl. Ellermann und Bang haben ferner in einem Versuche gefunden, daß die intraperitonale Infektion gelingen kann. Ich habe in neuen Versuchen die kutane Impfung („Vaccination") versucht (N. S. Nr. 76 bis 83). Die geimpften 8 Tiere blieben jedoch gesund. Auch mit intramuskulöser Impfung habe ich einen Versuch gemacht (N. S. Nr. 90, 101 bis 107). Da die Tiere nach $3^{1}/_{2}$ Monaten keine Krankheitszeichen darboten, habe ich die intramuskulöse Impfung nochmals vorgenommen und erhielt dadurch einen Anschlag (N. S. Nr. 104).

Vergleichung der Leukose mit anderen Infektionen.

Bekanntlich existiert eine ganze Reihe von Krankheiten, die durch „filtrierbare" Mikrobien verursacht werden (Poliomyelitis, Gelbfieber, Peripneumonie, Hühnerpest u. v. a.). Über die Eigenschaften der betreffenden Mikrobien ist wenig bekannt.

---

[1]) Allerdings gibt neuerdings Wiczkowsky an, es sei ihm gelungen, die Menschenleukämie auf Hühner zu verimpfen. Bevor eine Bestätigung vorliegt, möchte ich dies bezweifeln.

Einige derselben halten sich in Glyzerin sehr lange, sind „glyzerinfest". Hierüber besitze ich für die Hühnerleukose vorläufig keine Versuche, möchte doch in Anbetracht der schlechten Haltbarkeit des Virus annehmen, daß eine Glyzerinfestigkeit nicht bestehe. Die Kultivierung des Virus habe ich ein paarmal versucht, vorläufig mit negativem Resultat. Vielleicht wird sie bei verbesserter Technik gelingen.

Von Positivitäten kann ich also wenig mitteilen, möchte aber auf die eigentümliche biologische Wirkung aufmerksam machen. Man hat bekanntlich gegen die Infektionstheorie bei Leukämie den Einwand gemacht, daß Infektionen sonst entzündungserregend oder zellschädigend wirken, während es sich bei der Leukämie um Wucherungen bestimmter Zellen handelt. Tatsächlich hat man bei der Leukose ein Virus, das primär nicht schädigend wirkt, sondern gewisse Zellen in lebhafte, sogar aggressive Proliferation versetzen. Der Gedanke liegt nicht fern, diesen Virus mit demjenigen von Rous entdeckten zu vergleichen, das auch filtrierbar ist und bei Hühnern Sarkome erzeugt. Liegt hier eine besondere Gruppe, Zellwucherung hervorrufender, filtrierbarer Mikrobien vor?

Sechstes Kapitel.

Die Elemente der Leukose.

Vergleicht man den grob-anatomischen Befund: Organvergrößerung, Verfärbung des Knochenmarks mit den Ergebnissen der Mikroskopie, so ersieht man, daß ganz verschiedene pathologische Prozesse vorliegen können.

Die pathologischen Prozesse können in intravaskuläre und extravaskuläre eingeteilt werden.

Die intravaskulären Prozesse. Dieselben sind: 1. Anämie, 2. Leukostase, 3. Leukämie.

Die Anämie.

Die Anämie kann zuweilen ganz allein vorhanden sein. Solche Fälle, die man „Leukanämien" nennen kann, werden im klinischen Abschnitt genauer besprochen werden. Häufiger ist die Anämie mit Leukocytenanhäufungen in den Organen (Leukostase) verbunden. Dagegen scheint es, daß sie bei den rein extravaskulären Prozessen ganz fehlt.

Die Anämie gibt sich durch Abnahme der Hämoglobinmenge, Verminderung der Erythrocytenzahl und Auftreten unreifer Erythrocyten im Blutbilde zukunde. Die Hämoglobinzahl sinkt vom normalen Wert, ca. 56, bis auf 20, zuweilen sogar bis 10 oder 5 herab. Eine Hämoglobinzahl von 35 wird schon den Verdacht einer sich entwickelnden Anämie erwecken. Die Erythrocytenzahl sinkt von ca. 3 Millionen bis auf ca. 1 Million. Gewöhnlich werden Hämoglobinmenge und Erythrocytenzahl in gleichem Maße vermindert, derart, daß der Färbeindex also gleich eins wird. In einem Falle, wo eine Remission der Krankheit vorlag, konnte ich jedoch nachweisen, daß die normale Hämoglobinzahl (60) mit einer Verminderung der Erythrocyten 1,8 Million) verbunden war. Der Färbeindex betrug in diesem Falle 1,5, also eine beträchtliche Erhöhung. Ich halte es für wahrscheinlich, daß daraufhin gerichtete Untersuchungen weitere Fälle dieser Art nachweisen könnten. Das Blutbild ist durch das Auftreten oft sehr zahlreicher unreifer Formen, polychromer Erythroblasten (Normo- oder Megaloblasten) gekennzeichnet. Der Kern dieser Zellen hat oft eine deutliche Radspeichenstruktur und ist größer als derjenige der Erythrocyten. Die Kernform ist gewöhnlich rund. Dies in Verbindung mit der grauen oder bläulichen Färbung des Protoplasmas bewirkt, daß die Erythroblasten den Lymphocyten etwas ähnlich sehen. Gewöhnlich kann die Unterscheidung jedoch

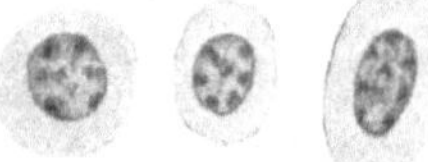

Fig. 6. Pathologische Erythrocyten im Blut.
Die Kerne deutlich strukturiert. Zellform oft rund. Rechts ein Erythroblast, der größer als normal ist.

auf Grund der Kernstruktur und der Scharfrandigkeit der Erythroblasten gemacht werden.

Genese der Anämie: Man könnte sich die Sache mechanisch oder chemisch denken. Hat man eine starke intravaskuläre Leukocytenanhäufung in den Gefäßen des Knochenmarks, wird es ja kein Wunder nehmen, wenn die Erythrocytenbildung darunter leidet. Immerhin ist diese Leukostase nicht regelmäßig sehr ausgesprochen, trotz bestehender Anämie, so insbesondere bei den rein anämischen Formen. Man muß deshalb sicher mit toxischen Einflüssen (Hämolysinen) rechnen, ebenso wie bei der essentiellen perniciösen Anämie beim Menschen. Pigmentablagerungen der Leber bin ich nicht begegnet.

Die Leukostase.

Dieses Phänomen, das in einer massenhaften Anhäufung von Leukocyten in den Kapillaren gewisser Organe besteht[1]), ist in der Pathologie der menschlichen Leukämie nicht un-

---

[1]) Das Wort „Leukostase“ ist ein neues und, wie ich meine, ein sehr zweckmäßiges, das mir von meinem hochverehrten Kollegen, Professor Dr. C. J. Salomonsen, vorgeschlagen wurde.

bekannt; im Gegenteil bildet es fast die Regel, insbesondere bei der myeloiden Leukämie, ist aber auch bei der lymphatischen Leukämie wahrzunehmen. Man könnte vielleicht von vornherein geneigt sein zu glauben, man hätte hier bloß mit einer agonalen oder postmortalen Ablagerung zu tun, indem man von dem Gedanken ausgeht, daß die Zusammensetzung des kreisenden Blutes in verschiedenen Gebieten die gleiche sein muß. Eine solche Erklärung ist aber, was die Hühnerleukose betrifft, ganz unannehmbar.

Für die Wirklichkeit der Leukostase sprechen folgende Umstände: Erstens findet man eine starke Erweiterung der

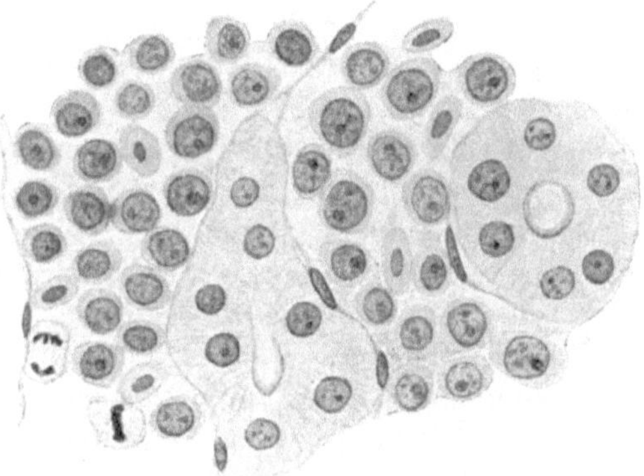

Fig. 7. Leukostase der Niere.

Die Begrenzung der Kapillaren ist an den Endothelkernen leicht zu erkennen. In den Kapillaren wesentlich Leukocyten, wenige Erythrocyten.

Kapillaren, was für einen vitalen Prozeß spricht; dann handelt es sich um außerordentlich große Leukocytenmassen. Wenn z. B. eine Leber bei „intravaskulärer Leukose" 150 g wiegt, anstatt des normalen Gewichts ca. 35 g, so ist die Differenz 115 g, die ausschließlich von Leukocyten herrühren. Es ist leicht einzusehen, daß eine solche Leukocytenmasse, welche die normale Blutmenge an Volum. weit übertrifft, im Blute überhaupt nicht Platz finden könnte. Ferner muß man bedenken, daß auch in anderen Organen nicht unbedeutende Depote vorhanden sind. Endlich, daß gleichzeitig mit solch großen Depoten, welche die Volumzunahme der Organe bedingen, oft vollständig aleukämisches Blut gefunden wird. Dies wurde von Ellermann und Bang durch Blutuntersuchungen kurz vor dem Tode der Tiere nachgewiesen, und konnte ich in mehreren der neuen Fälle wieder diese anscheinend paradoxale Erscheinung feststellen.

Ich glaube deshalb, es muß als Tatsache angenommen werden, daß es solche große intravaskuläre Depote von Leukocyten in gewissen Fällen gibt. Die Frage entsteht nun, wie man sich den Kreislauf unter diesen Umständen denken kann. Es gilt zu erklären, teils warum gewisse Zellen intravaskulär ruhig liegen bleiben, ohne im Kreislauf teilzunehmen, teils wie der gesamte Kreislauf überhaupt mit dem Vorhandensein der Depote vereinbar ist.

Was nun die intravaskuläre Retention betrifft, so hat man hier verschiedene Analogien. Unter normalen Verhältnissen findet man z. B. Erythroblasten in den Gefäßen des Knochenmarks, die in den Kreislauf nicht übergehen. Auch unter pathologischen Umständen kann man einer Leukostase begegnen, so z. B. bei der Entzündung, wo Anhäufung von Leukocyten eine altbekannte Erscheinung bildet.

Die Kreislaufhinderung wird hauptsächlich für die Leber in Frage kommen. Eine ähnliche Leukostase würde beim Menschen den Portakreislauf ganz aufheben; dies geschieht aber bei den Hühnern nicht, weil bei ihnen eine Verbindung der Vena portä mit dem Cavasystem vorhanden ist. Hierdurch erklärt es sich, teils daß der Kreislauf trotz der Unwegbarkeit der Lebergefäße erhalten bleibt, teils daß die Leukostase der Leber derart hochgradig werden kann.

Ursprung der Depote: Da die Leukostase wohl am meisten konstant im Knochenmark ist, könnte man annehmen, daß die Leukocyten hier gebildet und nach und nach in den anderen Organen abgelagert wurden. Dies mag nun zutreffen oder nicht, jedenfalls wachsen die Depote später selbständig weiter. Dies geht deutlich daraus hervor, daß man überall in den Leukocytenmassen zahlreiche Mitosen findet.

Bedeutung für die Organe: Dieselbe ist je nach dem Organ eine verschiedene. Abgesehen von den Kreislaufstörungen, die unter anderem Nekrosen (Infarkte) in Leber und Milz verursachen, so ist die Wirkung weniger verhängnisvoll für ein dehnungsfähiges Organ, wie die Leber, als für das Knochenmark, das von einer unnachgiebigen Knochenschale umgeben ist. Im Mark erleiden die Balken eine Atrophie unter dem Druck, der von den wuchernden Leukocytenmassen ausgeübt wird. Sie werden ganz schmal und enthalten schließlich nur wenige Myelocyten. Ferner wird im Mark die Erythrocytenbildung rein mechanisch geschädigt werden können.

In der Milz beobachtet man auch die mechanische Wirkung deutlich, indem die Follikel an Größe abnehmen und schließlich mehr oder weniger vollständig verschwinden.

Die Leukämie.

Die Leukämie, d. h. also die Leukocytenzunahme im kreisenden Blut, ist kein Frühsymptom. Es geht immer eine Periode der Anämie und relativer Lymphämie voran. Das Auftreten im Blutbild von spärlichen Myelocyten und Mitosen gehört auch zu den Vorläufern. Die ausgesprochene Leukämie tritt gewöhnlich mit einem Schlag ein und bildet wegen der hohen Leukocytenzahl, wegen des Überwiegens der Mononukleären und des häufigen Auftretens unreifer Formen ein vollständiges Seiten-

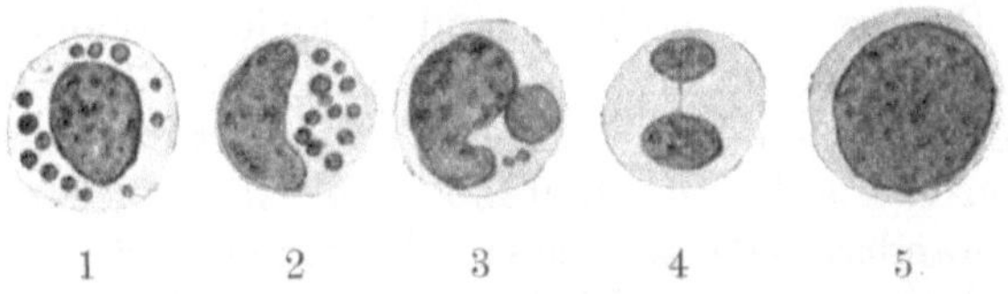

Fig. 8. Pathologische Leukocyten im Blut.
1—2. Myelocyten. 3. Myelocyt mit Riesengranulum. 4. Übergangszelle (ungranulierter Polynukleärer). 5. Großlymphocyt.

stück der menschlichen Leukämie. Die Ähnlichkeit wird noch dadurch verstärkt, daß sowohl myeloide wie lymphoide Blutbilder auftreten können. Der myeloide Typus ist durch zahlreiche Myelocyten und Übergangszellen gekennzeichnet, der lymphoide Typus durch das Vorherrschen der lymphoiden Formen. Hierüber wird im klinischen Abschnitt genauer berichtet werden. (Siehe Fig. 12 und 13.)

Genese der Leukämie. Die Leukämie ist niemals als isoliertes Element vorhanden, aber immer mit Leukostase und

Anämie verknüpft. Bekanntlich unterscheidet man beim Menschen Leukämie und Pseudoleukämie, oder richtiger ausgedrückt, leukämische und aleukämische Fälle. So lange man den Zusammenhang dieser Fälle erkannt hat, ist man bestrebt gewesen, die Ursache der Leukämie zu erklären. Speziell hat man seine Aufmerksamkeit auf den Zustand des Knochenmarks gerichtet, ohne jedoch eine sichere Entscheidung der Frage zu erzielen, indem das Mark in gewissen aleukämischen Fällen gesund, in anderen dagegen angegriffen gefunden wird.

Bei der Hühnerleukose findet man folgendes: Die aleukämischen Fälle sind zweierlei Art.

Zunächst gibt es Fälle, wo nur extravaskuläre Hyperplasien (myeloide oder lymphatische) vorliegen. In solchen Fällen ist das Blut normal, bietet weder Leukocytenveränderungen noch Anämie dar. Das Knochenmark kann ganz normal, von dunkelroter Farbe sein. In einigen Fällen können auch im Knochenmark kleine lymphatische Herde nachgewiesen werden, ohne daß das Blutbild dadurch beeinflußt wird. Auch eine stärkere Infiltration des Knochenmarks kann natürlich in gewissen Fällen auf diese Weise zustandekommen.

Bei der anderen Art der aleukämischen Fälle sind intravaskuläre Prozesse: Leukostase und Anämie vorhanden. Das Knochenmark ist konstant ergriffen, und zwar der Sitz einer Leukostase. Die aleukämischen Fälle dieser Art bieten oft einen wechselnden Verlauf, im Blutbild sind die obenerwähnten kleinen Veränderungen zu sehen; hervorgehoben muß aber werden, daß es *nur diese Fälle sind, die plötzlich leukämisch werden können.*

Warum geschieht dies in einigen Fällen, in anderen dagegen nicht, obwohl die Bedingung: der intravaskuläre Prozeß, in beiden Fällen derselbe ist? Man muß hier hauptsächlich mit zwei Möglichkeiten rechnen: 1. Vermehrung der Leukocyten im kreisenden Blute, 2. Ausschwemmung aus den Depoten.

Die Vermehrung der Leukocyten im Blute kann nicht bezweifelt werden, da oft sehr zahlreiche Mitosen im Blutbild zu sehen sind. Auch muß sie natürlich zur Ausbildung der Leukämie beitragen; aber außerdem muß wahrscheinlich ein anderes Moment mit im Spiele sein, damit die neugebildeten Leukocyten nicht in den großen Organen zurückgehalten werden.

Es ereignet sich z. B., daß man kurz nach dem Auftreten sehr zahlreicher Mitosen im Blutbild nicht eine ausgesprochene Leukämie, sondern im Gegenteil eine Abnahme der Leukocyten feststellen kann. Die Auffassung der Genese der Leukämie ist mit der Auffassung der Leukostase eng verbunden. Um überhaupt die Entstehung der Leukostase zu verstehen, muß man notwendigerweise Kräfte annehmen, welche die Leukocytenmassen zusammenhalten (Agglutinine?). Umgekehrt wird das Fehlen solcher Kräfte für das Vorkommen der Leukocyten im kreisenden Blut von ausschlaggebender Bedeutung sein.

Die extravaskulären Prozesse. Dieselben sind: 1. lymphatische, 2. myeloische Hyperplasie.

Die lymphatische Hyperplasie.

Dieselbe nimmt von dem normalen lymphatischen Gewebe in Milz, Leber, Darm, Niere und sonstigen Organen seinen Ursprung. Bei gewissen Leukosefällen begegnet man der lymphatischen Hyperplasie in Gestalt großer Anhäufungen runder un-

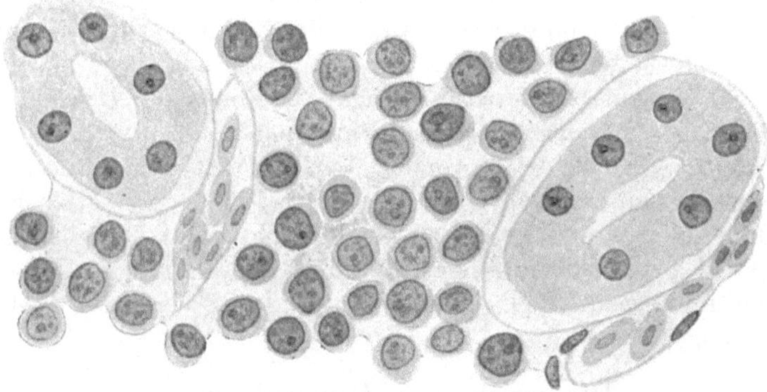

Fig. 9. Lymphatische Hyperplasie der Niere.
Außer Nierenkanälchen sind zwei erythrocytenhaltige Kapillaren zu sehen. Die Zellinfiltration ist deutlich interstitiell.

granulierter Zellen, die in den genannten Organen wuchern. Die Zellen haben das Aussehen mittelgroßer und großer Lymphocyten. Der Kern ist dunkel, das Protoplasma schmal, ungranuliert. Diese Zellen, die häufig in Mitose gefunden werden, liegen vereinzelt oder zu kleinen Gruppen in einem deutlichen netzartigen Stroma eingelagert.

Die Auffassung dieses Gewebes als ein lymphatisches bedarf einer genauen Beweisführung. Die lymphatischen Fälle beim Menschen sind u. a. an der starken Lymphdrüsenschwellung, sowie an dem Nachweis typischer kleiner Lymphocyten in den Infiltraten leicht zu erkennen. Diese beiden Kriterien können beim Huhn nicht herangezogen werden, weil die Hühner Lymphdrüsen überhaupt nicht besitzen, und weil die lymphatische Hyperplasie immer großzellig ist. Um also die Natur des fraglichen Gewebes zu erkennen, insbesondere um zu entscheiden, ob Lymphocyten (resp. Lymphoblasten) oder „Myeloblasten" vorliegen, muß man, ebenso wie bei den zweifelhaften Fällen beim Menschen, sich der histogenetischen Methode bedienen. Auf diese Weise gelingt es dann auch, wie im klinischen Abschnitt genauer erörtert wird, mit Sicherheit nachzuweisen, daß tatsächlich die betreffenden Infiltrate lymphatischer Natur sind. (Vergleiche Seite 45.)

Die lymphatischen Hyperplasien zeichnen sich ebenso wie beim Menschen durch ihre im Vergleich mit der Myelose weit stärkere Entwickelung aus. Auch die Neigung zur Bildung eines netzförmigen Stromas ist den lymphatischen Hyperplasien eigen. Im Gegensatz hierzu findet man die Zellen der myeloiden Hyperplasien in enger Berührung miteinander.

In Anbetracht des normalen Vorkommens lymphatischen Gewebes in den Organen sowie des Auftretens der Hyperplasien genau an der Stelle des normalen lymphatischen Gewebes, so läßt es sich nicht bezweifeln, daß die lymphatischen Hyperplasien im wesentlichen „autokton" sind, an Ort und Stelle entstehen.

Die myeloische Hyperplasie.

Dieselbe sitzt mit Vorliebe in Leber und Nieren. In der Leber sieht man rundliche Zellanhäufungen um die Gefäße, die teils aus typischen Myelocyten, teils aus ungranulierten Zellen bestehen. Vereinzelten kleineren derartigen Infiltraten begegnet man ziemlich oft. Wirklich zahlreiche Hyperplasien, die einen Durchmesser von 240 μ erreichen und das Lebergewebe zur Seite drängen, sieht man nur bei der myeloiden

Leukose. In der Niere bilden die Myelocyten streifenförmige Infiltrate zwischen den Rindenkanälchen. Die Infiltrate bestehen lediglich aus granulierten, typischen Myelocyten.

In der Milz finden sich bei der myeloiden Leukose in der Regel Myelocyten im Pulpagewebe zerstreut, wahrscheinlich intravaskulär gelagert. Eine eigentliche interstitielle Anhäufung dichtgestellter Myelocyten kommt vor, ist aber selten. Dies hängt wohl damit zusammen, daß Myelocyten in der normalen Milz nicht nachweisbar sind.

Die Myelose hat im ganzen einen mäßigen Umfang und kann, wie erwähnt, die Mächtigkeit der lymphatischen Hyperplasien bei weitem nicht erreichen.

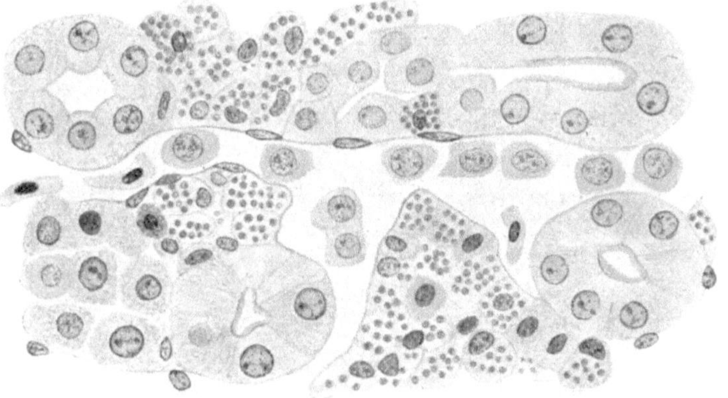

Fig. 10. Myeloische Hyperplasie der Niere.
In der Mitte ein Kapillargefäß, das viele Leukocyten nebst Erythrocyten enthält. Die Myelocyten sind interstitiell gelagert.

Die Genese der Myelose bietet keine Schwierigkeiten für die Erklärung. In der Leber finden sich doch normalerweise kleine Myelocytengruppen, die den Ausgangspunkt der Hyperplasie bilden können. Was die Niere betrifft, so liegen bisher für dies Organ ähnliche Angaben nicht vor. Ich habe aber im Abschnitt über die blutbildenden Organe schon erwähnt, daß es bei sorgfältiger Untersuchung gelingt, Myelocyten ganz spurenhaft in der normalen Niere nachzuweisen.

Die myeloische Hyperplasie geht somit wahrscheinlich immer von präformiertem Gewebe hervor.

Die Elemente: Anämie, Leukostase, Leukämie, myeloische und lymphatische Hyperplasie können sich nun auf verschiedene Weise verbinden, jedoch sind nicht alle Kombinationen möglich, sondern einige kommen mit besonderer Häufigkeit vor und bilden die Typen, die im nächsten Abschnitt behandelt werden sollen. Die häufigsten Typen sind: die extravaskuläre lymphatische Leukose und die intravaskuläre „lymphoide“ Form. Seltener sind die typischen Myelosen, unter denen die leukämische Form ganz dominiert; noch seltener die anämischen Fälle, die Leukanämien.

Siebentes Kapitel.

Klinische Typen.

Eine ganz befriedigende Einteilung habe ich nicht durchführen können, weil ich mit Bezug auf einige Gruppen nicht sagen kann, ob die Fälle myeloid oder lymphatisch sind, oder ob vielleicht Fälle beider Art darin vertreten sind. Ich habe doch die Einteilung in myeloide und lymphatische Fälle beibehalten, nur diesen Gruppen eine dritte: die intravaskulären lymphoiden Leukosen, hinzugefügt, deren Stellung vorläufig unklar ist.

Lymphatische Leukose.

Klinische Verhältnisse. Das eigentümliche dieser Fälle liegt darin, daß die Tiere überhaupt keine Krankheitszeichen darbieten; der Kamm ist rot, weshalb sie auch seltener untersucht worden; und sie sterben gewöhnlich ganz unerwartet. Von einer „Inkubation" wie bei den intravaskulären Formen kann deshalb nicht die Rede sein. Die Anämie fehlt also in diesen Fällen ebenso wie morphologische Veränderungen im Blutbild, und dies hängt damit zusammen, daß der Prozeß in der Regel ganz extravaskulär verläuft.

Dies gilt für die in Tabelle 5 aufgeführten Fälle, mit Ausnahme des Falles N. S. Nr. 72, wo eine Leukostase in den Organen gefunden wurde. Dieser Fall ist ja nicht ganz typisch; wegen des Gesamtbildes und der partiellen Hyperplasie der Milzfollikel habe ich ihn dieser Gruppe eingereiht. Falls die Deutung richtig ist, handelt es sich also hier um eine lymphatische Leukämie.

Anatomische Untersuchung. Hier fällt vor allem die starke Vergrößerung der Leber in die Augen. Gewichte von 300 g und darüber sind keine Seltenheiten. Auffallend ist ferner,

Lymphatische Leukose.

	Bezeichnung	Leber	Milz	Knochenmark	Niere	Bemerkungen
Spontan	H. 26. IV. 1912	Gewicht 300 g. Starke interstitielle Infiltration.	Gewicht 4 g. Mikroskopie fehlt.	Rot. Mikroskopie normal.	Rechte Niere: 17 g. Starke interstitielle Infiltration.	
	H. 10. II. 1913	Gewicht 389 g. Starke interstitielle Infiltration.	Gewicht 7 g. Großzellige Hyperplasie der Follikel.	Graurot. Interstitielle (?) Infiltration.	Linke Niere: 16 g. Interstitielle Infiltration.	
	Stammhuhn E	Gewicht 150 g. Starke interstitielle Infiltration.	Gewicht 10 g. Großzellige Hyperplasie der Follikel.	?	?	
	H. 14. III. 1914	Gewicht 353 g. Sehr starke interstitielle Infiltration.	Gewicht 12 g. Großzellige Hyperplasie der Follikel.	Rötlich. Infiltration mit mononukleären Leukocyten (extra- oder intravaskulär?).	Rechte Niere: 16 g. Interstitielle Infiltration.	
Experimentell	N. S. Nr. 22	Gewicht 120 g. Starke interstitielle Infiltrat. (teilweise periportal).	Gewicht 6 g. Großzellige Hyperplasie der Follikel.	Rot. Mikroskopie fehlt.	Rechte Niere: 30 g. Sehr starke interstitielle Infiltration.	Peritoneale Knötchen.
	N. S. Nr. 72	Gewicht 90 g. Mittelgroße periportale Infiltrate.	Gewicht 6 g. Partielle Follikelhyperplasie. Pulpa infiltriert.	Graurot. Intra- oder extravaskuläre (?) Infiltration.	Rechte Niere: 11 g. Ausgedehnte interstitielle Infiltration.	Blut i. d. Schnitten enthält viele mononukl. Leukocyten.
	N. S. Nr. 75	Gewicht 186 g. Starke interstitielle Infiltration.	Gewicht 4 g. Großzellige Hyperplasie der Follikel.	Rot. Begrenzte kleine extravaskuläre Infiltrate.	Normale Größe. Mikroskopie fehlt.	Knötchen in der Darmschleimhaut.
	N. S. Nr. 79	Gewicht 78 g. Mittelgroße periportale Infiltrate.	Gewicht 4 g. Großzellige Hyperplasie der Follikel.	Rot. Spärliche kleine extravaskuläre Infiltrate.	Rechte Niere: 8 g. Mäßige interstitielle Infiltration.	Hautknötchen.
	N. S. Nr. 87	Gewicht 181 g. Periportale u. intraazinöse interstitielle Infiltrat.	Gewicht 27 g. Großzellige Hyperplasie der Follikel.	Hellrot. Starke diffuse Infiltration. Balken verödet.	Vergrößert. Interstitielle Infiltration.	Komplikation: Geringe tuberkulöse Veränderungen.
	N. S. Nr. 109	Gewicht 139 g. Starke interstitielle Infiltration.	Gewicht 1,3 g. Großzellige Hyperplasie der Follikel.	Rot. Stroma in den Balken vermehrt.	Normale Größe. Mikroskopie normal.	Bindegewebsvermehrung in den Organen.

daß die Leber keine gleichmäßige Oberfläche darbietet, sondern mit weißen hanfkorn- bis erbsengroßen Flecken und Erhabenheiten dicht übersäet ist. Die Begrenzung dieser Flecke und Knötchen ist immer eine unscharfe. An der Schnittfläche ist die Zeichnung noch verwaschener. Die Milz ist ebenfalls vergrößert, aber in geringerem Maße als die Leber. Das Gewicht beträgt ca. 5—10 g. Die Farbe ist gleichmäßig hellrot; eine fleckige Zeichnung habe ich nie gefunden. Die Nieren sind oft vergrößert und bieten dann dasselbe bunte Aussehen, wie die Leber, dar. Das Gewicht der rechten Niere beträgt in diesen Fällen 15—30 g, also eine Vergrößerung aufs Doppelte bis Fünffache. Das Knochenmark der Röhrenknochen hat oft ein völlig normales Aussehen, in einigen Fällen ist die Farbe jedoch gräulich.

Die experimentellen Fälle gleichen im großen Ganzen den spontanen; so begegnet man auch bei ihnen dem fleckigen Aussehen der Organe (N. S. Nr. 22, 75, 109). Bei den geringeren Graden hat die Leber ein gleichmäßigeres Aussehen (N. S. Nr. 79). Ferner finden sich in den experimentellen Fällen Veränderungen anderer Organe, die zuweilen auch in spontanen Fällen vorkommen: Peritoneale Knötchen (N. S. Nr. 22), Vergrößerung der Thymus (N. S. Nr. 87), Tumoren in der Haut (N. S. Nr. 79).

Mikroskopische Untersuchung. In den befallenen Organen findet man überall die im vorigen Abschnitt beschriebene lymphatische Infiltration, also ein neugebildetes Gewebe, das aus einem feinen netzförmigen Stroma mit eingelagerten mittelgroßen und großen lymphatischen Zellen besteht. Wenn die Stückchen der Organe in frischem Zustande fixiert sind, begegnet man immer zahlreichen Mitosen in diesem Gewebe. Der Kern ist stark gefärbt, durchschnittlich etwas stärker als die Myelocytenkerne; das Protoplasma hat eine Neigung, sich mit Hämatoxylin etwas zu färben. In den sehr stark vorgeschrittenen Fällen scheinen die neugebildeten Zellen relativ klein zu sein, stets sind sie jedoch größer als die normalen kleinen Lymphocyten.

Histogenese. Es handelt sich also morphologisch um lymphatische oder „lymphoide“ Zellen, deren Natur nicht ohne weiteres bestimmt werden kann. Nur die genaue Untersuchung des Ursprungs dieser Zellen kann die Frage entscheiden. Wenn man die sehr stark entwickelten Fälle untersucht, erhält man über die Histogenese keine Aufschlüsse, weil die ursprüngliche Struktur vom neugebildeten Gewebe ganz zerstört ist. Untersucht man dagegen die weniger entwickelten Fälle oder die weniger veränderten Teile der stärker ergriffenen, so sieht man, daß die Infiltration in der Leber seinen Ursprung von periportalen rundlichen Zellanhäufungen nimmt. Das Bild ähnelt sehr demjenigen bei lymphatischer Leukämie des Menschen. In den Anfangsstadien findet man also überall solche rundliche kleine Lymphome, im späteren Verlaufe vergrößern sich einige derselben und drängen das Lebergewebe zur Seite, derart, daß das Bild immer mehr vom neugebildeten Gewebe beherrscht wird, während das Lebergewebe gar nicht oder nur als schmale Züge wahrgenommen wird. Anfangs wachsen die periportalen Knötchen wesentlich expansiv und komprimieren das Lebergewebe zwischen sich; später wird das Wachstum oft auch infiltrativ. Zuweilen ist dies schon vom Anfang an der Fall. An den Stellen, wo das neugebildete Gewebe besonders stark wächst, bilden sich die größeren, makroskopischen Knötchen. Ein Stroma ist, wie erwähnt, immer vorhanden, in einigen Fällen sogar sehr stark entwickelt. Neben den wuchernden lymphatischen Zellen findet man nicht selten kleine Gruppen von Myelocyten, die weder Mitosen, noch andere Wucherungserscheinungen darbieten. Es handelt sich hier offenbar um die normalen Myelocytenherde, die an der Neubildung keinen Anteil haben. Die Gefäße, die ausschließlich Erythrocyten führen, liegen am häufigsten neben den Leberzellenbalken; das neugebildete Gewebe ist dagegen ziemlich spärlich mit Gefäßen versorgt.

Die Milz zeitigt besonders in den weniger entwickelten Fällen (N. S. Nr. 22, 75), zuweilen aber auch bei beträchtlicher Vergrößerung des Organs (H 14. III. 14, Stammhuhn E) ein eigentümliches Bild, das von demjenigen bei den intravaskulären Leukosen grundverschieden ist. Man findet nämlich nirgends normale Follikel, sondern um die kleinen Arterien herum große follikelähnliche Gebilde, die sich durch ihre dunkle Farbe und bedeutende Größe von den normalen Follikeln unterscheiden. Mikroskopisch erweisen sie sich als aus mittelgroßen und großen lymphatischen Zellen zusammengesetzt. Mitotische Kernteilungen sind reichlich vorhanden. Diese hyperplastischen Follikel gleichen gewissermaßen vergrößerten Keimzentren, unterscheiden sich jedoch von den normalen Keimzentren durch die unregelmäßige Form und dunklere Färbung ihrer Zellen.

Das Pulpagewebe, das an seinem schwammigen Bau und den erythrocytenhaltigen Gefäßen leicht kenntlich ist, bietet in den leichteren Fällen keine Veränderungen dar; bei stärkerer Hyperplasie wird das Pulpagewebe zurückgedrängt und

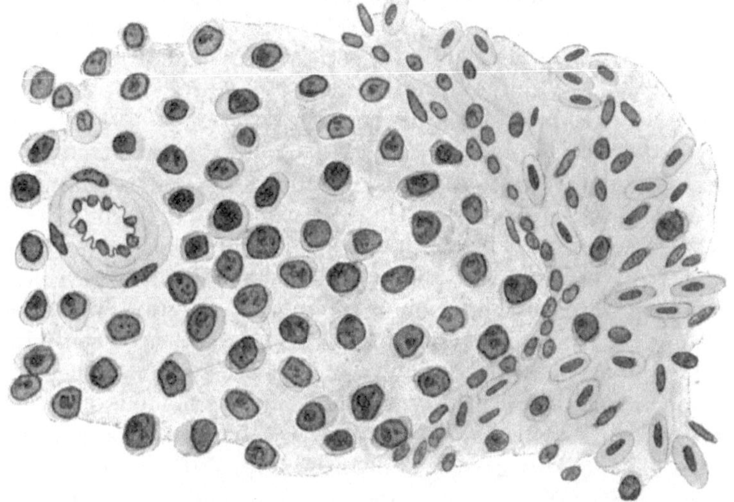

Fig. 11. Großzellige Hyperplasie einer Milzfollikel. Links eine kleine Arterie, die von den großen lymphatischen Zellen umgeben ist. Rechts die Pulpa mit vielen Erythrocyten.

ist nur als ziemlich schmale Streifen zwischen den vergrößerten Follikeln zu sehen. In den am stärksten ausgebildeten Fällen ist das Pulpagewebe schwer erkennbar, und die Struktur überhaupt kaum zu deuten. Die Veränderungen betreffen somit nur das lymphatische Gewebe, während das Pulpagewebe in der Regel ganz unbeteiligt ist. Wie wir später sehen werden, ist bei den intravaskulären Formen genau das entgegengesetzte der Fall.

In den Nieren haben die Infiltrationen ihren Sitz hauptsächlich in der Rinde. Oft ist die Verteilung etwas unregelmäßig, indem normales Gewebe mit stark befallenem wechselt. In den leichteren Graden findet man schmälere oder breitere Züge neugebildeter lymphatischer Zellen zwischen den Kanälchen. Bei stärkerer Entwicklung werden kleine rundliche Knötchen, die das Nierengewebe ganz zersprengen, gebildet. Die makroskopischen Knötchen werden durch Wachstum und Zusammenschmelzung solcher kleiner Infiltrate gebildet. Die infiltrierenden Zellen, die immer interstitiell liegen, sind, wie in den anderen Organen, mittelgroße und große Lymphocyten. Myelocyten sind gewöhnlich nicht nachweisbar. (Fig. 9.)

Das Knochenmark zeigt sich mikroskopisch oft ganz normal. In anderen Fällen (N. S. Nr. 75, 79) sind kleine, begrenzte, extravaskulär gelegene, lymphatische Herde nachweisbar. Schließlich gibt es Fälle (H. 10. II. 1913, H. 14. III. 1914, N. S. Nr. 87), wo die Farbe des Markes gräulich ist und wo mikroskopisch lymphatische Infiltration (wahrscheinlich interstitiell) gefunden wird.

Der Darm ist leider nicht in allen Fällen untersucht worden. In einem Falle (N. S. Nr. 75), wo Schnitte der verschiedenen Darmabschnitte untersucht wurden, war im Dünndarm und in den Blinddärmen nichts Abnormes zu sehen. Im Dickdarm dagegen wurden knötchenförmige, lymphatische Ablagerungen in der Tiefe der Schleimhaut gefunden. In den Lymphräumen des angrenzenden Teiles der Muskelhaut waren zahlreiche große lymphatische Zellen. In einem anderen Falle (N. S. Nr. 22) waren keine mukösen Infiltrate, sondern subseröse Knötchen, die besonders an der Insertionsstelle des Gekröses saßen.

Die Tumoren der Haut (N. S. Nr. 79) erwiesen sich als aus lymphatischen Zellen bestehend, die wie diejenigen der anderen Organe aussahen. Sie bildeten immer perivaskuläre rundliche Knötchen, bei deren Aneinanderlagerung die makroskopischen Geschwülste zustande kamen. Außerdem war eine lockere Infiltration entlang den Gefäßen auch in der nächsten Umgebung vorhanden.

Die Thymus ist ebenfalls nicht in allen Fällen untersucht worden. In einem Falle, wo die Drüsenläppchen nußkerngroß waren (N. S. Nr. 87), ergab die Mikroskopie eine großzellige lymphatische Hyperplasie.

Es war ja von vornherein anzunehmen, daß dieser sehr häufige Leukosetypus wirklich ein lymphatischer war. Hat man doch normalerweise sowohl myeloides wie lymphatisches Gewebe. Es wäre also zu erwarten, daß auch die entsprechenden Leukosetypen vorkommen müßten. Mehrere Umstände (das Fehlen von Lymphdrüsen, Fehlen kleinzelliger Infiltrate) erschweren, wie erwähnt, die Deutung. Die Klärung der Frage ist nun durch die sicherste Methode, die histogenetische, erbracht worden. Wenn man die Hyperplasie der Milzfollikel, die alleinige Hyperplasie der ungranulierten Zellen der Leber, die kleinen begrenzten Herde im Knochenmark, die Hyperplasie des lymphatischen Gewebes im Darm bedenkt, so läßt sich wohl kaum bezweifeln, daß die Hyperplasie eine echt lymphatische ist.

Atypische lymphatische Fälle.

1. Solitärlymphome der Leber. Es handelt sich um ein Tier (H. S. Nr. 66), das $1^1/_4$ Monat nach der Impfung gestorben ist, ohne vorher irgendwelche Symptome der Krankheit dargeboten zu haben. In der Leber wurde eine haselnußgroße, begrenzte Geschwulst, sowie mehrere kleinere gefunden, die mikroskopisch einen ähnlichen Bau wie die oben beschriebenen Infiltrate zeitigten. Das Lebergewebe war sonst normal. In der Milz, die normale Größe hatte, war in der Pulpa nichts Krankhaftes zu sehen, die Follikel dagegen teilweise in großzelliger Hyperplasie. Das Knochenmark bot nur zweifelhafte Veränderungen dar; in den Nieren keinerlei Veränderungen.

Wegen des mikroskopischen Baues der Leberknötchen, sowie der Follikelhyperplasie der Milz habe ich den Fall als lymphatisch aufgefaßt. Ein etwas ähnlicher Fall, nur mit gleichzeitiger Infiltration der Nieren, ist von Ludwig unter der Bezeichnung Sarkom beschrieben worden.

2. Lymphome der Haut. Anämie. Milzschwellung. Es handelt sich um ein Tier (N. S. Nr. 70), das $2^1/_2$ Monate nach der Impfung Zeichen einer Anämie (Hb. 28) und leichter Lymphocytämie (Poly: $5\,^0/_0$, Myelo: $1\,^0/_0$, Lymphocyten: $94\,^0/_0$) darbot. Nach ein paar Tagen war das Huhn sterbend, wurde getötet. Die Leber war ein wenig vergrößert, und mikroskopisch sah man zahlreiche mittelgroße, periportale Infiltrate,

aus ungranulierten Zellen bestehend. Die Milz vergrößert, blaß. Mikroskopisch: Großzellige Hyperplasie der Follikel. Im Knochenmark waren nur anämische Veränderungen (Erythroblasten) zu verzeichnen. Nieren makro- und mikroskopisch normal. Das eigentümlichste beim Falle waren sehr zahlreiche Hauttumoren, die am Bauch und an den Obenschenkeln saßen. Die Mikroskopie ergab einen ähnlichen Bau wie in den Leberinfiltraten. Die neugebildeten Zellen, die immer perivaskuläre Haufen bildeten, waren teils rundlich, lymphoid, teils enthielten die Knoten verästelte, bindegewebsartige Zellen.

Daß der Fall wirklich eine Leukose ist, geht daraus hervor, daß unter 8 Hühnern, die mit den Organen geimpft wurden, 4 Tiere an typischer Leukose erkrankten (N. S. Nr. 108, 109, 113, 115).

Myeloische Leukose.

Leukämische Fälle. Diese Gruppe ist durch myeloides Blutbild und interstitielle Myelose verschiedener Organe gekennzeichnet. Die myeloiden Leukämien sind im ganzen nicht häufig. Außer den in der Tabelle angeführten Fällen, von denen die drei ersten ältere Observationen, die zwei letzten neu sind, habe ich nur sehr wenige dieser Art gesehen.

Klinische Verhältnisse. Nach einer 1 bis 2 monatlichen „Inkubation" kann man die beginnende Anämie nebst leichten Veränderungen im Blutbilde (Myelocyten, prozentische Verschiebungen im Sinne einer „Lymphämie") wahrnehmen. Dieses aleukämische Stadium bleibt eine Zeit bestehen, um dann plötzlich der ausgesprochenen Leukämie Platz zu machen. Die Leukocytenzahl beträgt 200 000 bis 600 000 pro Kubikmillimeter. Gleichzeitig oder vor dem Eintritt der Leukämie geht die Hämoglobinmenge auf 10 bis 20 herab. Die Krankheit führt binnen 3 bis 4 Monaten zum Tode.

Das Blutbild ist, wie aus der Figur ersichtlich, so eigentümlich, daß der Typus beim ersten Anblick erkannt werden kann.

Die prozentische Zählung der Leukocyten ergibt als Mittel der vier ersten wohlausgesprochenen Fälle:

Polynukleäre	4 %
Myelocyten	19 %
Übergangszellen . . .	51 %
Lymphocyten	26 %

Die polynukleären Leukocyten: Dieselben sind relativ stark vermindert, machen nur 1 bis 10% sämtlicher Leukocyten aus; berechnet man aber die absolute Zahl, so findet man ca. 10000 pro Kubikmillimeter, also normale Werte. Von einer Vermehrung wie bei der menschlichen myeloiden Leukämie ist jedenfalls keine Rede. In mehreren Fällen wurde eine abnorme Granulation gefunden, insofern die normalen Stäbchen nirgends entwickelt waren, sondern nur runde oder leicht ovale Granula

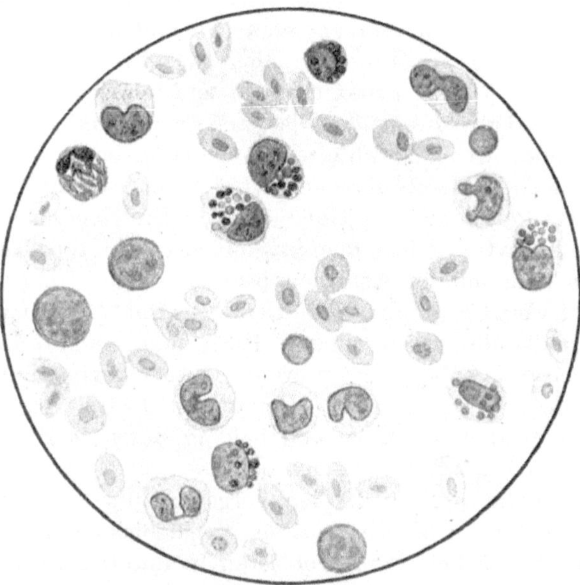

Fig. 12. Blutbild bei leukämischer myeloischer Leukose. Außer Erythrocyten sind Myelocyten, Übergangszellen und Lymphocyten verschiedener Größe zu sehen.

in den Polynukleären nachweisbar waren. Auch Polynukleäre mit rudimentärer Granulation sind zuweilen zu finden.

Die Myelocyten: Es handelt sich um mononukleäre, granulierte Zellen recht verschiedener Größe. Der Kern ist rundlich, ohne Einkerbungen, von ziemlich gleichartiger Struktur. Er ist zentral oder exzentrisch gelagert und bietet im letzten Fall eine plane, gegen das Protoplasma gerichtete Fläche dar. Die Granula, deren Menge sehr wechselt, sind bei

Leishman-Färbung rot; zuweilen sind sie jedoch violett, oder aber in den nämlichen Zellen sind sowohl rote wie violette Körner zu sehen. In einigen Myelocyten kann man „Riesengranula“ begegnen, die ca. 10mal größer als die gewöhnlichen sind, und deren die betreffende Zelle nur ein einziges enthält. Myelocyten sind in kleiner Anzahl sehr häufig bei allen intravaskulären Leukosen vorhanden und bilden in gewissen Fällen das einzig pathologische am Blutbild. In größerer Zahl findet man sie jedoch nur bei der leukämischen Myelose, wo sie ca. 10 bis 20 % der gesamten Leukocytenmenge bilden.

Die Übergangszellen: Dieselben sind die vorherrschende Zellart der myeloiden Leukämie, wo ihre prozentische Zahl 40 bis 60 beträgt. Es sind teils große mononukleäre Zellen mit mehr oder weniger stark eingebuchtetem oder gelapptem Kern, teils Zellen, deren Kern derart gelappt ist, daß man sie ungranulierte Polynukleäre nennen könnte. Die Übergangszellen und die Myelocyten geben dem myeloiden Blutbild ihr Gepräge und tragen zum bunten Aussehen bei.

Die Lymphocyten: Als Lymphocyten habe ich alle Zellen gezählt, die einen runden Kern und einen schmalen Protoplasmaraum haben, also sowohl typische kleine Lymphocyten wie die großen Formen. Die letzteren haben ein basophiles Protoplasma und einen Kern von bald gröberer, bald feinerer Kromatinstruktur.

Die Erythrocyten: In den vorgeschrittenen Fällen sind viele unreife Formen (Erythroblasten, Megaloblasten) zu finden, zuweilen auch spärliche Erythroblasten in mitotischer Teilung.

Anatomische Untersuchung: Die Leber ist nicht besonders stark vergrößert, wiegt ca. 60 g, also weit weniger als bei der lymphatischen Form. Die Farbe ist gleichmäßig rötlich. Sehr kleine weiße Punkte, den leukocytenhaltigen Gefäßen entsprechend, sind mitunter zu sehen. Die Milz ist vergrößert, wiegt 5 bis 10 g. Ihre Farbe ist blaßrot. Die Nieren bieten makroskopisch nichts Abnormes dar. Das Knochenmark ist graurot.

Die Mikroskopie ergibt in der Leber eine periportale, myeloide Zellanhäufung aus einem Gemisch von Myelocyten und ungranulierten Zellen bestehend. Man hat den Eindruck, daß nur das myeloische Gewebe in Wucherung geraten ist, weil

Tabelle 6.

Myeloische Leukose. Leukämische Fälle.

	Bezeichnung	Blut	Leber	Milz	Knochenmark	Niere	Bemerkungen
Spontan	E u. B Ste I	Ery 915000 Leuko 183000 { Poly 1%, Myelo 20%, Überg. 62%, Lymph. 17%	Intravaskuläre Leukostase. Starke periportale Myelose	?	Intravaskuläre Leukostase	?	
Spontan	E u. B Je I	Hb. 15. Ery 1,4 Mill. Leuko 600000 { Poly 2%, Myelo 21%, Überg. 41%, Lymph. 28%	Doppelt so groß wie normal (ca. 60 g). Intravaskuläre Leukostase. Starke periportale Myelose	3 cm lang (ca. 10 g). Pulpa infiltriert mit Mono: Leuko. Spärliche Myelo. Follikel normal.	Intravaskuläre Leukostase	Intravaskuläre Leukostase. Zahlreiche kleine interst. Myelocytenherde	
Experimentell	E u. B Nr. 161	Hb. 15. Ery 1,2 Mill. Leuko 445000 { Poly 7%, Myelo 24%, Überg. 34%, Lymph. 35%	Gewicht 55 g. Intravaskuläre Leukostase. Schwache periportale Myelose	Vergrößert (ca. 5 g). Pulpa mit Mono und spärlicher Myelo infiltriert. Follikel klein.	Intravaskuläre Leukostase	?	
Experimentell	N. S. Nr. 7	Hb. 20. Ery 1,2 Mill. Leuko 236000 { Poly 5%, Myelo 9%, Überg. 61%, Lymph. 25%	Gewicht 58 g. Intravaskuläre Leukostase. Geringe periportale Myelose	Gewicht 5,5 g. Pulpa mit Mono und vielen Myelo infiltriert. Follikel normal.	Intravaskuläre Leukostase	Gewicht der linken 8 g. Intravaskuläre Leukostase. Starke interstitielle Myelose	Komplikation: Tuberkulose
Experimentell	N. S. Nr. 104	Hb. 15. Leichte Leukämie { Poly 10%, Myelo 12%, Überg. 35%, Lymph. 43%	Gewicht 53 g. Intravaskuläre Leukostase. Mittelstarke periportale Myelose	Gewicht 3,5 g. Pulpa mit Mono und spärlichen Myelo infiltriert. Follikel klein	Intravaskuläre Leukostase	Intravaskuläre Leukostase. Keine interstitielle Myelose	

hier und da in den Gefäßwänden kleine Gruppen normaler Lymphocyten nachweisbar sind. Die periportale Myelose war besonders stark in den beiden spontanen Fällen (Huhn Ste I, Je I) ausgesprochen und bildete hier dichtgestellte rundliche Knötchen von 240 μ Durchmesser, die das Bild ganz beherrschten, und in deren Zwischenräumen das Lebergewebe als ziemlich schmale Züge wahrnehmbar war. Oft sind Mitosen zu finden, in einigen Fällen sogar Haufen von polynukleären Leukocyten, derart, daß an eine vikariierende Leukopoiese gedacht werden könnte. Im Gegensatz der lymphatischen Hyperplasie bilden die Myelocyten kein Stroma; sondern die Zellen sind dicht aneinander gelagert. In einem Fall (N. S. Nr. 7) war die Myelose nur wenig ausgebildet, gleichzeitig waren kleine periportale Haufen einer anderen Zellart vorhanden, über deren Natur ich nichts Sicheres sagen kann. Es handelt sich um kleine runde Zellen mit einem runden oder etwas eckigen, pyknotischen Kern. Das Protoplasma ist hell und im ganzen Umfang sichtbar. Die betreffenden Zellen unterscheiden sich also in mehreren Richtungen von den kleinen Lymphocyten; ferner sind sie fast immer mit Myelocyten vergesellschaftet. Man sieht sie z. B. regelmäßig in den Knochenmarksbalken, wenn dieselben unter dem Druck der intravaskulären Leukocytenmassen atrophisch werden. Man könnte also vielleicht annehmen, daß es sich um Myelocyten in Rückbildung handelt. Außer der periportalen Myelose begegnet man in der Leber noch einem anderen Prozeß: der Leukostase. Dieselbe ist immer wohlentwickelt und findet man in den Gefäßen die verschiedenen Leukocyten, so auch Myelocyten. In der Milz liegt die Veränderung im Pulpagewebe, das eine Infiltration mit mononukleären Leukocyten, unter denen zahlreiche Myelocyten, darbietet. Eine eigentliche interstitielle Myelose habe ich nur beim Fall N. S. Nr. 7 stellenweise nachweisen können. Die Follikel sind entweder normal oder verkleinert, bestehen aus typischen kleinen Lymphocyten. In den Nieren sieht man eine zerstreute mäßige Leukostase, außerdem konnte in 2 Fällen eine interstitielle Myelose verzeichnet werden, die insbesondere in dem einen Fall (N. S. Nr. 7) einen beträchtlichen Umfang hatte. Mit der lymphatischen Infiltration kann sie sich jedoch in dieser Hinsicht keineswegs messen. Im Knochenmark dominiert die Leukostase. Die Sinus sind voll sich teilender Leukocyten, unter denen auch Myelocyten zu verzeichnen sind. Die Balken enthalten viele Myelocyten, immerhin weniger als normal; an ihrer Stelle sieht man die kleinen obenerwähnten dunklen Zellen mit pyknotischem Kern.

Aleukämische Myelose (Multiple Myelome[1]). Ich besitze von solchen nur einen einzelnen Fall, Huhn N. S. Nr. 73, das $1^3/_4$ Monat nach der Impfung starb, ohne vorher Zeichen einer Anämie dargeboten zu haben.

Die Sektion ergab überall im Körper massenhaft gelbliche bis erbsengroße Tumoren. Dieselben saßen sehr dicht in der Bauch- und Brustwand, im Bauchfell, an der Oberfläche des Herzens, in der Leber, Milz und linken Niere. In der Bauchhaut ein einzelnes Knötchen; die Thymusläppchen beiderseits vergrößert, fast haselnußgroß. Die rechte Niere ist ganz in einen großen Tumor grauweißer Farbe umgewandelt. An der Schnittfläche ist Nierengewebe nur als Spur zu sehen. Das Knochenmark ist von normalem Aussehen.

Mikroskopie der Knötchen ergab überall dasselbe Resultat. Sie bestehen ausschließlich aus Myelocyten, die dicht aneinander gelagert sind und keine Beimischung ungranulierter Zellen aufweisen. Der Kern ist hell, zentral oder exzentrisch gestellt. Mitosen sind häufig, werden immer in Zellen mit wohlerhaltenen Granula gefunden. Nirgends ist eine Umbildung in polynukleäre Leukocyten nachzuweisen. Die Knötchen sind gewöhnlich gegen das umgebende Gewebe scharf abgesetzt, enthalten aber oft Spuren des betreffenden Parenchyms. In der Leber sind eine mäßige Anzahl recht großer (ca. 240 μ) periportaler, myeloider Zellhaufen vorhanden. In den Gefäßen nur Erythrocyten. In der Milz sind Follikel nicht nachweisbar, daß Pulpagewebe ist mit Myelocyten reichlich infiltriert. Die rechte Niere besteht fast nur aus Myelocyten, während das Nierengewebe nur als Spuren zu finden ist.

Die Befunde lassen sich folgendermaßen einteilen: 1. Eine diffuse Myelose der Leber, Milz und rechten Niere, an dieser

---

[1]) Das Wort „Myelom“ wird hier nur als Bezeichnung für Tumoren, die aus Myelocyten bestehen, gebraucht.

letzten Stelle mit Übergang in sarkomartiges Wachstum. 2. Eine Aussaat multipler myeloischer Tumoren im ganzen Körper. Ich möchte annehmen, daß die Myelose wie gewöhnlich an Ort und Stelle entstanden ist, daß dagegen die multiplen Myelome metastatisch, durch Ansiedlung besonders wucherungsfähiger, myeloischer Zellen entstanden sind. Der Fall erinnert an die beim Menschen als multiple Myelosarkome beschriebenen Krankheitsbilder.

Myeloblastenleukämie? Es handelt sich um ein Huhn, das $3^1/_2$ Monate nach der Impfung eine Leukämie hatte. Die Hämoglobinzahl war 25, das Blutbild lymphocytotisch (Poly $7^0/_0$, Myelo $0^0/_0$, Übergangszellen $2^0/_0$, Lymphocyten $91^0/_0$). Das Tier starb 4 Monate nach der Impfung. Die Leber war etwas vergrößert; die Mikroskopie ergab teils Leukostase, teils periportale Zellmassen, die immer zwei Bestandteile enthielten. Erstens waren nämlich mittelgroße Myelocytenhaufen (80 μ) zu verzeichnen, dann 4 bis 5 mal größere Haufen ungranulierter Zellen (ca. 200 μ), die immer den Myelocytenhaufen anliegen, sich aber mit denselben nicht vermischen. Die ungranulierten Zellen sind hellkernig und liegen nach Art der Myelocyten ohne Stroma dicht aneinander. Möglicherweise handelt es sich hier um „Myeloblasten“, also um ungranulierte myeloische Zellen. In der Milz wurden die Follikel atrophisch gefunden, während die Pulpa mit mononukleären Leukocyten infiltriert war. In den Nieren stellenweise bedeutende interstitielle Myelose. Im Knochenmark Leukostase mäßigen Grades.

Wegen der Myelose in der Leber und in den Nieren mit gleichzeitiger Follikelatrophie der Milz bin ich geneigt, den Fall als einen myeloischen aufzufassen, und wird somit das Blutbild ein nur scheinbar lymphatisches sein, während in Wirklichkeit Myeloblasten vorliegen.

Intravaskuläre lymphoide Leukosen.

Diese Gruppe ist gekennzeichnet, klinisch: durch die Anämie oder Leukämie + Anämie, anatomisch: durch die Leukostase, welche die oft sehr bedeutende Volumzunahme der Organe bedingt, sowie durch das Fehlen extravaskulärer Infiltrate.

Klinische Verhältnisse: Die Inkubationszeit betrug in den 4 Fällen, wo die Tiere observiert wurden, 1 bis 2 Monate.

Eine ähnliche Inkubation fanden Ellermann und Bang bei ihren experimentellen Fällen, die sämtlich zu diesem Typus gehörten. Die Zeitdauer von der Impfung bis zum Tode war 2 bis 3 Monate, also ein etwas schnellerer Verlauf als bei der lymphatischen (extravaskulären) Form. Dies hängt wahrscheinlich mit dem verderblichen Einfluß der Anämie auf den Organismus zusammen.

Die Blutuntersuchung weist eine Anämie nach. Die Hämoglobinmenge beträgt 20, im Trockenpräparat sind zahlreiche Erythroblasten und polychrome Erythrocyten, dabei auch spärliche Myelocyten ($< 1\%$) und Mitosen. Die Menge der Leukocyten ist meistens fast normal, die prozentischen Zahlen jedoch gewöhnlich in die Richtung einer Lymphämie verschoben. Großlymphocyten sind öfters vorhanden. In einigen Fällen begegnet man den eigentümlichen Schwankungen im Blutbilde. Ebenso schnell sich eine schwere Anämie entwickelt, ebenso schnell kann sie wieder verschwinden. Die Hämoglobinzahl kann wieder normal werden, vielleicht auch das Blutbild; trotzdem schreitet die Krankheit unaufhaltsam zum Tode vorwärts, und bei der Sektion kann man die Leukostase der Organe feststellen.

In einem einschlägigen Fall (N. S. Nr. 59) machte ich, wie schon oben berührt, die Beobachtung, daß die Hämoglobinzahl zwar normal war, daß aber die Erythrocytenzahl die ursprüngliche Höhe nicht erreicht hatte, derart, daß ein hoher Färbeindex vorlag.

Wie die Anämie plötzlich einsetzt, so entwickelt sich auch die Leukämie oft mit einem Schlag. Die eigentlich leukämischen Fälle sind nicht gerade häufig. Das Blutbild ist bei dieser Form der Leukose ein „lymphoides“ und vom myeloiden Typus grundverschieden. Die prozentige Zählung der Leukocyten ergibt durchschnittlich folgende Werte:

Polynukleäre	7 %
Myelocyten	1 %
Übergangszellen	2 %
Lymphocyten	90 %

Die Polynukleären weichen nicht vom Normalen ab. Sie enthalten stäbchenförmige Granulationen. Myelocyten sind in

Tabelle 7.
Intravaskuläre lymphoide Leukosen.

	Bezeichnung	Blut	Leber	Milz	Knochenmark	Niere	Bemerkungen
Spontan	Stammhuhn D	?	Gewicht 152 g. Starke Leukostase. Keine periportale Infiltrate.	Gewicht 11 g. Pulpa infiltriert. Follikel atrophisch.	?	?	
Spontan	H 2. I. 1913.	?	Gewicht 85 g. Mittelstarke Leukostase. Keine periportale Infiltrate.	Gewicht 11 g. Pulpa infiltriert. Follikel atrophisch.	Graurot. Leukostase.	Normale Größe. Keine Leukostase. Keine interstitielle Infiltrate.	
Experimentell	N. S. Nr. 59.	Hb. 15. Ery 1,1 Mill. Relative Lymphämie: Poly 10%, Myelo 1%, Überg. 0%, Lymph. 89%	Gewicht 113 g. Mittlere Leukostase. Keine periportale Infiltrate.	Gewicht 12 g. Pulpa infiltriert. Follikel atrophisch.	Hellrot. Leukostase.	Normale Größe. Keine Leukostase. Keine interstitielle Infiltrate.	aleukämisch
Experimentell	N. S. Nr. 108.	Hb. 55. Spärliche polychrome Ery und große Lymphocyten.	Gewicht 85 g. Mittlere Leukostase. Keine periportale Infiltrate.	Gewicht 10 g. Pulpa infiltriert. Follikel klein.	Hellrot. Leukostase.	Normale Größe. Keine Leukostase. Keine interstitielle Infiltrate.	aleukämisch
Experimentell	N. S. Nr. 113.	?	Gewicht 53 g. Mittlere Leukostase. Keine periportale Infiltrate.	Gewicht 5 g. Pulpa infiltriert. Follikel nicht nachweisbar.	Rötlich. Leukostase.	Normale Größe. Geringe Leukostase. Keine interstitielle Infiltrate.	aleukämisch
Experimentell	N. S. Nr. 24.	Hb. 25. Leichenblut Leukämie: Poly 4%, Myelo 1%, Überg. 3%, Lymph. 92%	Gewicht 88 g. Mittlere Leukostase. Kleine periportale Infiltrate	Gewicht 14 g. Starke Infiltration d. Pulpa. Follikel nur als Spuren.	Graurot. Leukostase.	Normale Größe. Mikroskopie fehlt.	leukämisch
Experimentell	N. S. Nr. 131.	Hb. 30. Leukämie von lymphoidem Typus.	Gewicht 70 g Mittlere Leukostase Keine periportale Infiltrate	Gewicht 12 g. Pulpa infiltriert. Follikel atrophisch.	Rötlich. Partielle Leukostase.	Normale Größe. Geringe Leukostase. Keine interstitielle Infiltrate.	leukämisch

geringer Anzahl häufig vorhanden. Die Hauptmasse der Leukocyten (90 %) bilden kleinere und größere Zellen mit kreisrundem Kern und schmalem basophilen Protoplasmasaum. Der Kern hat eine bald homogene, bald mehr klumpige Kromatinstruktur. In einigen Fällen ist das Protoplasma breiter, weniger basophil. Die Bezeichnung: Lymphocyten für diese Zellen ist als eine rein morphologische aufzufassen. Als Übergangszellen bezeichne ich hier Zellen, die ein etwas breiteres Protoplasma oder einen

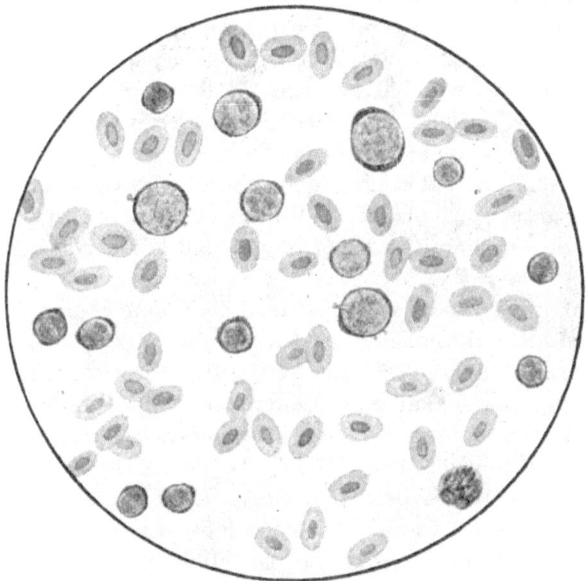

Fig. 13. Blutbild bei leukämischer lymphoider Leukose. Die Leukocyten sind fast ausschließlich Lymphocyten verschiedener Größe.

zweigeteilten Kern haben. Viele dieser Zellen gleichen übrigens in höchstem Grade den Lymphocyten.

Wie ist nun diese lymphoide Leukämie aufzufassen? Nach Analogien aus der menschlichen Pathologie könnte es eine lymphatische, eine myeloblastische oder eine Stammzellenleukämie sein. Ich bin zurzeit nicht imstande zu entscheiden, welche dieser Möglichkeiten die richtige ist. Vielleicht sind die Fälle in Wirklichkeit verschiedenartig. Um die Frage zu klären, könnte man daran denken, die Kernstruktur und die Fermentverhältnisse heranzuziehen. Was nun die Kernstruktur betrifft, so läßt sich hierdurch wohl kaum ein Unterschied myeloider und lymphatischer Zellen nachweisen, nachdem sich gezeigt hat, daß Lymphoblasten den Myeloblasten morphologisch ähnlich sein können. Auch der Fermentnachweis ist ja bei negativem Ausfall nicht entscheidend, und habe ich bei meinen vorläufigen Versuchen mit Hühnerblut mittels dieser Methoden keine Reaktionen erhalten.

Anatomische Untersuchung. Die Leber ist vergrößert, wiegt 50 bis 100 g. Die Vergrößerung erreicht also bei weitem nicht den Umfang wie bei der lymphatischen Form. Die Farbe ist gleichmäßig rötlich ohne Flecke oder Knötchen. Andererseits ist die Milz recht groß, das Gewicht beträgt 10 bis 14 g. Die Nieren sind in der Regel nicht vergrößert. Das Knochenmark ist grau oder blaßrot, bald fester Konsistenz, bald gelatinös. Die Organe sind überhaupt blaß, dies gilt besonders für das Herz.

Die Mikroskopie zeigt in der Leber eine starke Leukostase. Die Kapillaren sind erweitert und mit mononukleären ungranulierten Leukocyten vollgepfropft. Mitotische Teilungen sind häufig. Zwischen den Leukocyten sind oft spärliche Erythrocyten zu finden. Die periportalen Zellhaufen sind nicht oder nur unwesentlich vergrößert. In der Milz ist die Pulpa mit mononukleären Zellen infiltriert, die Follikel mehr oder weniger atrophisch. In den Nieren läßt sich oft eine mäßige Leukostase nachweisen, dieselbe ist aber im Knochenmark stärker entwickelt. Die Sinus sind von den wuchernden Leukocytenmassen stark erweitert. Ebenso wie in der Milz die Follikel unter dem Druck der Leukocytenmassen atrophisch werden, so leiden im Mark die Balken. Sie verschmälern sich, und die Myelocyten werden durch „kleine dunkle Zellen“ ersetzt. Aus der Tabelle 7 ist ersichtlich, daß zwischen den spontanen und experimentellen Fällen eine vollständige Übereinstimmung besteht.

Anämische Leukose.

(„Leukanämien“.)

Die hierher gehörigen Fälle sind allein durch das Element: Anämie gekennzeichnet, während die übrigen Leukosephänomene

Tabelle 8.

Anämische Leukose (Leukanämie).

	Bezeichnung	Blut	Leber	Milz	Knochenmark	Niere
Experimentell	E u. B Nr. 185.	Hb. 5. Spärliche Mitosen und Myelocyten.	Gewicht 25 g. Spur von Leukostase. Keine periportale Infiltrate.	Gewicht 1,5 g. Mikroskopie fehlt.	Graurot. Leukostase.	?
	N. S. Nr. 41.	Hb. 20. Relative Lymphämie.	Gewicht 45 g. Spur von Leukostase. Keine periportale Infiltrate.	Gewicht 1,5 g. Myelocyten in der Pulpa. Follikel klein.	Graurot. Geringe Leukostase.	Normale Größe. Keine interstitielle Infiltrate.
	N. S. Nr. 89.	Hb. 10. Relative Lymphämie.	Gewicht 30 g. Andeutung von Leukostase. Keine periportale Infiltrate.	Gewicht 2 g. Pulpa mit mononukl. Leukocyten infiltriert. Follikel normal.	Blaßrot. Mäßige Leukostase.	Normale Größe. Keine Leukostase. Keine interstitielle Infiltrate.
	N. S. Nr. 122.	Hb. 10. Relative Lymphämie.	Gewicht 41 g. Geringe Leukostase. Keine periportale Infiltrate.	Gewicht 3 g. Pulpa mit mononukl. Leukocyten infiltriert. Follikel klein.	Blaßrot. Partielle Leukostase.	Normale Größe. Geringe Leukostase. Keine interstitielle Infiltrate.

fehlen oder nur als Spuren vertreten sind. Es läßt sich nicht leugnen, daß die Bezeichnung: Leukanämie, die sich in der menschlichen Pathologie noch nicht allgemeiner Anerkennung erfreuen kann, hier mit einer gewissen Berechtigung gebraucht werden kann, weil man mit schweren Anämien zu tun hat, die ätiologisch leukotischer Natur sind.

Von den 4 in der Tabelle 8 angeführten Fällen ist der erste von Ellermann und Bang mitgeteilt, die 3 anderen dagegen neu.

Klinische Verhältnisse: Die Inkubation betrug 1 bis 3 Monate, der ganze Verlauf von der Impfung bis zum Tode 1 bis 5 Monate. Die Blutuntersuchung ergibt starke Herabsetzung der Hämoglobin- und Erythrocytenzahl. Im Blutbild sind zahlreiche polychrome Erythroblasten. Unter den Leukocyten herrschen die Lymphocyten vor. Spärliche Myelocyten sind oft zu verzeichnen.

Anatomische Untersuchung: Die Organe zeigen normale Größe, haben ein blasses Aussehen. Das Knochenmark ist graurot oder hellrot.

Die Mikroskopie ergibt eine Andeutung von Leukostase in der Leber, schwache Pulpainfiltration der Milz. Die Milzfollikel sind normal oder verkleinert. Im Knochenmark ist eine partielle Leukostase oft vorhanden.

Das Bild der Leukose ist in diesen Fällen überhaupt sehr schwach entwickelt, und man würde die Diagnose nicht stellen können, wenn man nicht wüßte, daß die Krankheit durch Impfung mit Leukoseorganen entstanden war. Das es sich tatsächlich um echte Leukosen handelt und nicht etwa um zufällig entstandene Anämien anderer Art, geht nun daraus hervor, daß sie mit einer passenden Inkubationszeit nach der Impfung entstanden, und daß es in einem Fall (N. S. Nr. 41) gelang, die Krankheit mit den Organen zu übertragen, wodurch einige typische Fälle (N. S. Nr. 59, 64) hervorgerufen wurden.

Achtes Kapitel.

Wechsel des Typus innerhalb der experimentellen Stämme.

Die Frage ist erst aufgekommen, nachdem ich nachweisen konnte, daß den makroskopischen Typen entsprechend auch eigentümliche histologische Veränderungen vorlagen, speziell daß man myeloische und lymphatische Fälle unterscheiden mußte.

Während die älteren Stämme (A, B, C) sich für diesbezügliche Untersuchungen nicht eignen, weil die experimentellen Fälle sämtlich dem intravaskulären Typus gehörten, so wollte der Zufall, daß ich bei der Arbeit mit dem Stamm D eine bedeutungsvolle Beobachtung machte.

Tabelle 9.

Stammhuhn D.
Intravaskuläre Leukose.

I.	N. S. Nr. 7 Myeloische Leukose (leukämisch)	
II.	N. S. Nr. 22 Lymphatische extravaskuläre Leukose	N. S. Nr. 24 Intravaskuläre Leukose (leukämisch)

Dieser Stamm rührt von einem spontanen Fall (Stammhuhn D) her, der einen reinen intravaskulären Typus darstellte. In der ersten experimentellen Generation kam nur ein einziger Fall, und zwar eine myeloide Leukämie (N. S. Nr. 7) zum Vorschein. Dabei war vorläufig nichts, das von den früheren Erfahrungen abwich. Die Überraschung erschien in der nächsten Generation, da ich außer einem Falle von intravaskulärem Typus (N. S. Nr. 24) zum erstenmal einen experimentellen Fall mit gefleckten Organen und mikroskopisch deutlicher lymphatischer Hyperplasie erhielt (N. S. Nr. 22).

Um den Einwand zu entkräften, daß dies Zusammentreffen zufällig und durch Einschleichen eines spontanen Falles entstanden war, wählte ich als Ausgangspunkt des nächsten Stammes einen Fall lymphatischer extravaskulärer Leukose, der makro- und mikroskopisch typisch war (Stammhuhn E). Ich machte nun so schnell wie möglich eine Reihe von Übertragungen, um zu sehen, ob der Stamm lymphatisch blieb, oder ob auch myeloische Fälle auftreten würden. Das Resultat ist aus dem beistehenden Stammbaum ersichtlich (Tabelle 10).

Tabelle 10.

Stammhuhn E.
Lymphatische extravaskuläre Leukose

I.		N. S. Nr. 41 Leukanämie		
II.	N. S. Nr. 59 Intravaskuläre Leukose		N. S. Nr. 64 ?	
III.	N. S. Nr. 70 Hautlymphome Anämie		N. S. Nr. 75 Lymphatische extravaskuläre Leukose	
IV.		N. S. Nr. 66 Solitäre Leberlymphome	N. S. Nr. 87 Lymphatische extravaskuläre Leukose	N. S. Nr. 89 Leukanämie
IV.	N. S. Nr. 108 Intravaskuläre Leukose	N. S. Nr. 109 Lymphatische extravaskuläre Leukose	N. S. Nr. 113 Intravaskuläre Leukose	N. S. Nr. 115 Myeloblasten-Leukose (leukämisch)
V.	N. S. Nr. 72 Lymphatische extravaskuläre und intravaskuläre Leukose	N. S. Nr. 73 Multiple myeloide Tumoren	N. S. Nr. 104 Myeloische Leukose (leukämisch)	N. S. Nr. 79 Lymphatische extravaskuläre Leukose
VI.	N. S. Nr. 119 ?	N. S. Nr. 122 Leukanämie	N. S. Nr. 130 ?	N. S. Nr. 131 Intravaskuläre Leukose (leukämisch)

Betrachtet man diesen Stamm, so ist der starke Wechsel der Krankheitsbilder in die Augen fallend. In den vier ersten Generationen kamen bald lymphatische, bald intravaskuläre

Fälle zum Vorschein; außerdem atypische Fälle: solitäre Lymphome, Leukanämie, Hauttumoren. Erst in der fünften experimentellen Generation erscheinen zwei myeloide Fälle. Der eine derselben (N. S. Nr. 104) bot das typische myeloide Blutbild mit Myelocyten und Übergangszellen dar. Die Leukocytenvermehrung war nicht sehr beträchtlich, die Myelose der Organe ziemlich schwach. Gehört dieser Fall nicht zu den am stärksten ausgesprochenen, so läßt sich die Natur des anderen Falles (N. S. Nr. 73) jedenfalls nicht bezweifeln. Der Fall ist schon im klinischen Abschnitt ausführlich besprochen. Es bestand eine derartig kolossale Hyperplasie myeloiden Gewebes in den meisten Organen, daß ich Ähnliches niemals gesehen habe. In der fünften und sechsten Generation kamen sonst lymphatische, intravaskuläre und anämische Fälle zum Vorschein. Die Fälle, die in der Tabelle mit einem Fragezeichen versehen sind, sind Hühner, die anderen wissenschaftlichen Instituten geschenkt wurden.

Selbst wenn man annehmen wollte, daß einmal eine spontane Leukose in einem experimentellen Stamme auftauchen könnte, so würde ein solcher Zufall sich kaum bald darauf wiederholen.

Es muß deshalb aus den Versuchen gefolgert werden, daß all die verschiedenen klinischen Typen, also sowohl myeloische wie lymphatische und solche unsicherer Natur, innerhalb desselben experimentellen Stammes auftreten können und also vom selben Virus verursacht werden.

Schluß.

Obwohl gewisse Einwände gegen die Auffassung der Hühnerleukose als eine mit der Menschenleukämie vergleichbare Krankheit gemacht worden sind, so wird es doch von den meisten eingeräumt, daß gewichtige Analogien obwalten. Die Auffassung der Hühnerleukose als „leukämisches" Leiden stützte sich bisher auf das leukämische Blutbild mit Auftreten unreifer Formen, auf die Hyperplasie der blutbildenden Organe sowie auf den ganzen Charakter und Verlauf der Krankheit. Wichtig in dieser Beziehung mußte auch der eigentümliche Wechsel leukämischer und aleukämischer Fälle sein. Der pathologisch-anatomische Befund, wie er in den Arbeiten Ellermanns und Bangs beschrieben wurde, also fast ausschließlich die Leukostase, schien dagegen etwas fremdartig und stimmte mit den Befunden bei der Menschenleukämie nicht ganz überein, wo die myeloiden oder lymphatischen Hyperplasien als das wesentlichste betrachtet werden. Dies ist wohl auch die Ursache, daß man vorläufig sehr vorsichtig in seinen Schlüssen, speziell was die Ätiologie betrifft, gewesen ist.

Die in diesem Buche mitgeteilten Untersuchungen haben nun zunächst dargetan, daß die spontanen und die experimentellen Fälle sich in allen Beziehungen ganz gleich verhalten; ferner, daß man bei der Hühnerleukose sowohl myeloischen wie lymphatischen extravaskulären Hyperplasien begegnet. Wenn man dann auch das Vorkommen leukämischer und aleukämischer Fälle, der Hautlymphome, multiplen Myelome und Leukanämien bedenkt, so finde ich den Schluß nicht unberechtigt, daß auch die Menschenleukämie eine durch ein filtrierbares Virus verursachte Krankheit darstellt. Dies ist um so wahrscheinlicher, weil der Nachweis von Mikrobien immer mißlungen ist.

Sollte sich der Nachweis einer gemeinsamen Ätiologie der Myelosen und Lymphadenosen bestätigen, was sehr wahrscheinlich ist, so müßte eine ähnliche Auffassung der menschlichen Leukämieformen jedenfalls sehr nahe liegen.

Dies sind wohl die Hauptresultate der bis jetzt ausgeführten Arbeit. Ich glaube aber, daß das Studium der Hühnerleukose für die menschliche Pathologie auf verschiedene Weise anregend wirken kann. Die Krankheit der Hühner ist ja wegen der speziellen anatomischen Verhältnisse und des bequemen Nachweises der Zellgranulationen verhältnismäßig leicht zu verstehen. Es ist hier ohne besondere Schwierigkeit gelungen, die Frage der Verschiedenheit der aleukämischen Fälle untereinander aufzuklären, sowie einige Bedingungen des Zustandekommens der Leukämie festzustellen. Ebenfalls ist der Nachweis geführt worden, daß die myeloiden und lymphatischen Hyperplasien ihren Ursprung von präexistierenden Zellen nehmen.

Wenn man bedenkt, wie schwer es beim Menschen ist, frisches Material zu erhalten, und wie unsicher die Granulafärbung im Schnitt noch ist, so wäre es wohl möglich, daß ein ähnlicher Nachweis auch hier einmal gelingen könnte. Bei der Darstellung der pathologischen Prozesse der Hühnerleukose habe ich großes Gewicht auf die Trennung der extra- und intravaskulären Prozesse gelegt, weil dieselben beim Huhn voneinander relativ unabhängig sind. Ähnliche Gesichtspunkte ließen sich vielleicht auf die Menschenleukämie übertragen, obwohl der histologische Nachweis hier sicher schwerer sein wird.

Viele Fragen bedürfen noch einer gründlichen Untersuchung, so die Fragen über Immunität, Behandlung der Leukose, Kultur des Erregers, genauere Klassifizierung der intravaskulären Fälle usw. Bevor aber alle diese Fragen mit Vorteil aufgenommen werden können, muß man die pathologische Histologie und die Ätiologie der Krankheit kennen. Ich habe die Hoffnung, daß es mir gelungen sei, in dieser Beziehung eine brauchbare Grundlage weiterer Studien zu geben.

Versuchsprotokoll.

Stamm D.

Stammhuhn D. (Intravaskuläre Leukose.) Am 2. X. 1911 von Prof. C. Hansen übersandt. Leber sehr groß, wiegt 152 g. Die Farbe graugeblich, die Oberfläche glatt ohne weiße Flecke. Mikroskopisch sind die Kapillaren stark und gleichmäßig ausgedehnt von mononukleären Leukocyten, denen spärliche Erythrocyten beigemischt sind. Die erweiterten Kapillaren bilden ein regelmäßiges Netzwerk. In den größeren Gefäßen findet man mehr Erythrocyten, doch überwiegen auch hier die Leukocyten. Die periportalen Zellhaufen sind an einigen Stellen ein wenig vergrößert, bestehen aus kleinen Zellen mit dunklem Kern nebst spärlichen Myelocyten. Milz von blaßroter Farbe, stark vergrößert, Gewicht 11 g. Mikroskopisch ist die normale Zeichnung verschwunden. Follikel verschwunden oder nur als Spuren um die kleinen Arterien zu sehen. Die Pulpa, die von großen mononukleären Leukocyten durchsetzt ist, reicht bis an die Arterien hinan. Die kleinen Venen sind mit mononukleären Leukocyten stark gefüllt. Es besteht eine diffuse Vermehrung des bindegewebigen Stromas. Knochenmark in der Tibia hellrot, weich. Mikroskopisch sieht man in den Bluträumen viele große mononukleäre Leukocyten nebst spärlichen Erythrocyten. In den Balken, die ziemlich schmal sind, sind wesentlich kleine Zellen mit dunklem Kern, zum Teil auch Myelocyten zu finden. Eine Emulsion der Leber, der Milz und des Knochenmarks wird 10 gesunden Hühnern (N. S. Nr. 1—10) intravenös eingespritzt.

1. Generation.

Huhn N. S. Nr. 7. (Myeloide leukämische Leukose.) 2. X. 1911. Intravenöse Einimpfung von 2 ccm Emulsion D. Hb. 55. Blutpräparat normal. 29. X. 1911. Hb. 42. Leichte Lymphocytose. Vereinzelte polychrome Erythrocyten. Poly: 20%, Mono: 80%. 26. I. 1912. Hb. 45. Blutpräparat: Der Erythrocyten normal. Leichte Vermehrung der Leukocyten. Spärliche Myelocyten. Poly: 5%, Mono: 95%. 8. III. 1912. Hb. 30. Blutpräparat: Einige polychrome Erythrocyten. Leukocyten vermehrt. Zahlreiche große mononukleäre mit eingebuchteten Kernen, ferner Myelocyten, ungranulierte polynukleäre und Übergangszellen. 12. III. 1912. Hb. 20. Ausgebildete Leukämie. Erythrocyten: 1164000. Leukocyten: 236000. Poly: 5%, Myelo: 9%, Übergangszellen: 61%, Lympho: 25%. 13. III. 1912. Getötet. Leber ein wenig vergrößert, von brauner Farbe, Gewicht 58 g. An der Oberfläche und Schnittfläche sieht man hanfkorngroße, gelbe, wohlbegrenzte Knötchen, zum Teil mit einem kittartigen Zentrum. In Ausstrichpräparaten lassen sich zahlreiche Tuberkelbazillen nachweisen. Mikroskopie: An einigen Stellen sind die Kapillaren mit mononukleären Zellen gefüllt, unter denen auch reichlich Myelocyten vorhanden sind. An anderen Stellen sind die Kapillaren leer oder mit Erythrocyten angefüllt. In den größeren Gefäßen sind zahlreiche mononukleäre Leukocyten, speziell auch Myelocyten zu finden. Die periportalen Zellmassen sind gewuchert, und findet man um die meisten

Portaästchen mittelgroße Zellhaufen. Die Zellen sind zur Hälfte Myelocyten, zur Hälfte ungranulierte Zellen, teils solche mit pyknotischem Kern, teils größere mononukleäre Zellen. Hier und da sieht man Myelocyten in voller Mitose. Milz blaurot, ein wenig vergrößert, wiegt 5,5 g. Mikroskopisch ist die Struktur leicht erkennbar. Follikel deutlich, enthalten kleine Lymphocyten. In der Pulpa findet man Erythrocyten, große mononukleäre Leukocyten, stäbchenhaltige Polynukleäre und zahlreiche Myelocyten, die an einigen Stellen große zusammenhängende Zellmassen bilden. In den größeren Gefäßen sind mehr Leukocyten als Erythrocyten vorhanden. — Ferner begegnet man typischen Tuberkeln mit großen Riesenzellen und epitheloiden Zellen. Nieren groß, gelblichweiß, gefleckt, aber ohne umschriebene Knötchen. Die linke Niere wiegt 8 g. Mikroskopisch findet man in der Rindensubstanz eine oberflächlich gelegene, interstitielle Infiltration, die allein aus Myelocyten besteht. Die Myelocyten, die ganz deutlich außerhalb der Gefäße liegen, bilden recht breite Züge zwischen den Kanälchen. In den Kapillaren sieht man Erythrocyten und mononukleäre Leukocyten, oder die Kapillaren sind ganz leer. Die myeloide Infiltration wechselt sehr an Ausdehnung, in gewissen Teilen fehlt sie vollständig. Nicht selten findet man wohl ausgebildete Myelocyten in mitotischer Teilung und sind die Granula in solchen Fällen ebenso deutlich wie sonst. Das Knochenmark der Tibia ist von grauroter Farbe, fester Konsistenz, ohne sichtbare Knötchen. Mikroskopisch findet man in den venösen Sinus zahlreiche mononukleäre Leukocyten. In den Balken sind die Myelocyten vielleicht etwas spärlicher als normal. Eine Emulsion der Milz, der Niere und des Knochenmarks wird durch ein Reichel-Porzellanfilter filtriert. Das Filtrat wird auf 10 Hühner (Nr. 21—30) intravenös eingespritzt.

2. Generation.

Huhn N. S. Nr. 22. (Lymphatische extravaskuläre Leukose.) 14. III. 1912. 2 ccm Filtrat 7 intravenös. Hb. 60. Blutpräparat normal. 10. V. 1912. Hb. 55. 30. VI. 1912. Hb. 45. 30. 7. 1912. Gestorben. Leber stark vergrößert, wiegt 120 g. Die Farbe ist rötlich, und an der Oberfläche sieht man zahlreiche dichtgestellte, bis erbsengroße weiße Flecke, die unscharf begrenzt sind und an der Schnittfläche weniger deutlich sind. Mikroskopisch findet man in den Kapillaren sowie in den gröberen Gefäßen fast ausschließlich Erythrocyten. An den Stellen, wo die normale Struktur noch leidlich erhalten ist, sieht man, daß die Gefäße von Anhäufungen großer lymphatischer Zellen umgeben sind, die sich nach der Schnittrichtung bald als zirkuläre bald als langgestreckte Infiltrate erweisen. An anderen Stellen wieder ist das neugebildete Gewebe stärker entwickelt, derart, daß die Leberzellenbalken ganz voneinander getrennt liegen und recht schmale Gürtel um die großen tumorartigen Infiltrate bilden. Myelocyten lassen sich nicht nachweisen, dagegen findet man in den Gefäßwänden zuweilen kleine Haufen von Zellen mit myelocytenähnlichem Kern, jedoch ohne Granula im Protoplasma. Milz von blaßroter Farbe, Gewicht 6 g. Mikroskopisch findet man teilweise die Struktur gänzlich verwischt. Um die kleinen Arterien herum findet sich ein Gewebe, aus großen lymphatischen Zellen bestehend, das die Pulpa fast vollständig ersetzt. An anderen Stellen hat man eine deutlichere Struktur. Während auch hier die Pulpa mit dem hyperplastischen lymphatischen Gewebe vermischt ist, sieht man außerdem um die kleinen Arterien mächtige, runde, wohlbegrenzte, follikelartige Gebilde. Sie heben sich durch ihre dunklere Färbung von der Umgebung ab, messen 320 bis 560 μ im Durchmesser und sind also ein wenig größer als die normalen Follikel, die 240 bis 320 μ messen. Wegen der Lage dicht an den Arterien und der scharfen Begrenzung ähneln sie den normalen Keimzentren, die jedoch nur ca. 80 μ messen. Es handelt sich deshalb um starke hypertrophische Keimzentren. Sie bestehen aus großen mononukleären ungranulierten Elementen, die oft in mitotischer Teilung begriffen sind. Das Pulpagewebe ist wenig entwickelt, enthält Erythrocyten, dagegen keine Myelocyten. Die Nieren sind stark vergrößert, die rechte wiegt 30 g, die linke 32 g. Die Oberfläche ist bucklig und mit zahlreichen, weißen bis erbsengroßen Knötchen und Flecken besetzt. Mikroskopie ergibt in den Kapillaren fast nur Erythrocyten. Interstitiell liegen mächtige Anhäufungen von Zellen derselben Art wie in der Leber. Sie bilden bald streifenförmige Infiltrate zwischen den Kanälchen, bald größere rundliche Massen, die nur ganz spärliche Kanälchen enthalten. Mitunter begegnet man auch Nierengewebe, wo die Infiltration ganz fehlt. Myelocyten sind nirgends zu sehen. Knochenmark von roter Farbe. Mikroskopie leider nicht ausgeführt. Am Bauchfell sieht man, insbesondere im Gekröse und an der Mesenterialseite des Darms, zahlreiche kleine ca. hanfkorngroße Knötchen. Mikroskopisch findet man eine subseröse Ansammlung von ungranulierten Leukocyten, während das lymphoide Gewebe der Schleimhaut normal aussieht. Indessen ist nur ein einzelnes Stück des Darmes untersucht worden, weshalb Schlüsse betreffend den lymphatischen Apparat nicht berechtigt sind. Im Gekröse findet man rundliche Anhäufungen derselben Zellart wie in den übrigen Organen. Tuberkulose konnte weder makro- noch mikroskopisch nachgewiesen werden.

Huhn N. S. Nr. 24. (Intravaskuläre leukämische Leukose.) 14. III. 1912. 2 ccm Filtrat 7 intravenös. Hb. 50. Blutpräparat normal. 26. IV. 1912. Hb. 35. Erythrocyten oft polychrom. Leukocyten nicht vermehrt. Spärliche Myelocyten und Mitosen. 30. 4. 1912. Hb. 25. Blutbild unverändert. 10. V. 1912. Hb. 35. Blutbild unverändert. Leukocyten: 49000. 24. V. 1912. Gestorben. Das Blut flüssig. Blutpräparat ergibt eine ausgesprochene Leukämie. Große und kleine Lymphocyten beherrschen das Bild. Vereinzelte Mitosen. Differentialzählung: Poly: 4%, Myelo: 1%, Übergangszellen: 3%, Lympho: 92%. Leber vergrößert, wiegt 88 g, von rotbrauner Farbe. Mikroskopisch sieht man die Kapillaren von mononukleären Leukocyten angefüllt. In den größeren Gefäßen ungefähr gleich viele Leuko- und Erythrocyten. Die periportalen Zellhaufen leicht vergrößert, im ganzen jedoch wenig hervortretend. Sie enthalten teils Myelocyten, teils ungranulierte Zellen. Milz sehr groß, wiegt 14 g. Die Farbe ist graurot. Mikroskopie zeigt von der normalen Zeichnung nichts. Die Follikel sind nur als kleine Spuren erhalten. Überall findet man große, mononukleäre ungranulierte Leukocyten, welche die Pulpa durchsetzen. Mitosen nicht selten. Myelocyten ganz spärlich vorhanden. Das Knochenmark der Tibia fester Konsistenz, grauroter Farbe. Mikroskopie: Die Bluträume voll mononukleärer großer Leukocyten, die sich oft mitotisch teilen. Erythrocyten spärlich. Die Balken von gewöhnlicher Breite, enthalten hauptsächlich kleine Zellen mit dunklem Kern. Die Myelocyten spärlich. Nieren von normaler Größe und Farbe. Tuberkulose nirgends vorhanden.

Stamm E.

Stammhuhn E. Herr Professor C. Hansen hat mir am 7. XII. 1912 Leber und Milz von diesem Tiere übersandt. Leber sehr groß, wiegt 150 g. Die Farbe ist graurötlich mit vereinzelten undeutlichen, kaum erbsengroßen weißen Flecken. Unten an der Vorderfläche eine kleine nekrotische Partie. Mikroskopie zeigt ein Gewebe, das wesentlich aus rundlichen Zellen, in einem feinen netzförmigen Stroma eingelagert, besteht. Die Zellen sind recht groß mit großem, runden Kern und schmalem granulationslosen Protoplasma. Die Leberzellenbalken, die übrigens ein normales Aussehen darbieten, liegen als zerstreute Züge im neugebildeten Gewebe. In den Kapillaren, die allenthalben, im neugebildeten Gewebe jedoch spärlich, zu sehen sind, findet man nur Erythrocyten. In den größeren Gefäßen ebenfalls nur Erythrocyten. An einzelnen Stellen, im ganzen ziemlich spärlich, begegnet man kleinere Gruppen von Myelocyten. Milz vergrößert, Gewicht 10 g. Die Farbe blaßrot. Mikroskopisch ist die Zeichnung bei schwacher Vergrößerung nicht leicht zu deuten; bei stärkerer Vergrößerung kann man jedoch oft Follikel und Pulpa unterscheiden. Um die kleinen Arterien sieht man große, rundliche, vollbegrenzte solide Zellmassen. Sie messen bis 800 μ im Durchschnitt und bestehen aus großen Zellen, die denjenigen in der Leber gleichen. Das Pulpagewebe ist an den zahlreichen erythrocytgefüllten kleinen Gefäßen leicht zu erkennen und bildet schmale Züge zwischen den benachbarten vergrößerten Follikel. Myelocyten nirgends vorhanden. Eine Emulsion der Organe wird durch ein Berkefeldfilter Nr. 12 filtriert, das Filtrat 8 Hühnern (N. S. Nr. 41—48) intravenös eingespritzt.

1. Generation.

Huhn N. S. Nr. 41 (Anämische Leukose). 7. XII. 1912. Intravenöse Impfung mit 3 ccm Filtrat E. Hb. 50. Blutpräparat normal. 11. III. 1913. Hb. 25. Blutpräparat zeitigt zahlreiche polychrome Erythrocyten. Die Leukocyten normal. 17. III. 1913. Blutpräparat unverändert, jedoch vereinzelt Myelocyten. 26. III., 30. III., 11. IV., 21. IV., 26. IV., 5. V. 1913: Hb. 20. Blutbild unverändert. Vielleicht geringe Vermehrung der Lymphocyten, stets spärliche Myelocyten. 8. V. 1913. Gestorben. Das Tier ist abgemagert, der Kropf voll von übelriechender Flüssigkeit und von Gas aufgebläht. Leber ein wenig vergrößert, wiegt 45 g. Die Farbe bräunlich. Mikroskopie ergibt in den Kapillaren schmale Reihen mononukleärer Leukocyten, an anderen Stellen Erythrocyten. In den größeren Gefäßen überwiegen die Erythrocyten vollständig. Keine Vergrößerung der periportalen Zellmassen. Dieselben bestehen aus Myelocyten und kleinen dunkelkernigen Zellen. Milz klein, von gräulicher Farbe, Gewicht 1,5 g. Mikroskopisch sieht man die Follikel klein, aus kleinen Lymphocyten bestehend. In der Pulpa sind Erythrocyten, Myelocyten in mäßiger Zahl, wenige stäbchenhaltige Polynukleäre zu finden. Knochenmark der Tibia graurot. Mikroskopisch findet man eine Abnahme der Myelocyten, an deren Stelle kleine dunkelkernige Zellen zu sehen sind. In den Bluträumen sind die Erythrocyten gewöhnlich vorherrschend. An einigen Stellen findet man Anhäufungen großer mononuklärer Leukocyten. Nieren normaler Größe und Farbe. Mikroskopisch sieht man in den Gefäßen eine Anzahl von Myelocyten; die Erythrocyten sind übrigens vorherrschend. Keine interstitielle Infiltrate. Am I. IV. 1913 wird eine Blutverdünnung den Hühnern N. S. 59—65 eingespritzt.

2. Generation.

Huhn N. S. Nr. 59 (Intravaskuläre Leukose). I. IV. 1913. Intravenöse Impfung mit 0,5 ccm Blutverdünnung 41. Hb. 50. Blutpräparat normal. 10. V. 1913. Hb. 30. Erythrocyten oft polychrom; sonst nichts Abnormes. 7. VI. 1913. Hb. 25. Blutbild unverändert. 16. VI. 1913. Hb. 15. Erythrocyten: 1:100 000. Geringe Vermehrung der Leukocyten: Poly: 10 %, Myelo: 1 %, Übergangsz.: 0 %, Lymphocyten: 89 %. 24. VI. 1913. Hb. 22. Spärliche Myelocyten, Mitosen, große Lymphocyten. I. VII. 1913. Hb. 60. Kamm rot. Erythrocyten: 1 800 000. Index = 1,5. Blutpräparat: Spärliche polychrome Erythrocyten. Leukocyten nicht vermehrt, keine pathologischen Formen. 3. VII. 1913. Gestorben. Leber vergrößert, wiegt 113 g. Die Farbe gleichmäßig blaßrot. Mikroskopisch sieht man die Kapillaren fast ausschließlich mit großen mononukleären Leukocyten angefüllt. In den größeren Gefäßen sind die Erythrocyten vorherrschend. Die periportalen Zellmassen nicht vergrößert, enthalten die normalen Myelo- und Lymphocyten. Milz groß, von blaßroter Farbe, Gewicht 12 g. Mikroskopisch findet man die Follikel verkleinert, aus kleinen Lymphocyten bestehend. Die Pulpa von mittelgroßen mononukleären Leukocyten stark infiltriert. Myelocyten sind nicht vorhanden. Nieren von normaler Größe. Rechte Niere wiegt 7,5 g. Die Farbe gelbbraun. Keine interstitielle Infiltrate. In den Kapillaren stark leukocytenhaltiges Blut. Knochenmark blaßrot, fester Konsistenz. Balken teilweise von normalem Bau, zum Teil sind die Myelocyten verschwunden und durch kleine dunkelkernige Zellen ersetzt. In den Bluträumen überwiegen an den meisten Stellen die mononukleären Leukocyten, stellenweise findet man Räume, die ganz von Erythrocyten gefüllt sind. Am 21. VI. 1913 wird eine Blutverdünnung den Hühnern N. S. Nr. 71—75 intravenös eingespritzt.

Huhn N. S. Nr. 64 (Intravaskuläre Leukose?) Am I. IV. 1913. Intravenös mit 0,5 ccm Blutverdünnung 41 geimpft. Hb. 55. Blutpräparat normal. 25. VII. 1913. Hb. 30. Wenige Myelocyten und Mitosen. Geringe Vermehrung der Lymphocyten. Erythrocyten:

1,2 Million. Prozentische Zählung der Leukocyten: Poly: 12 %, Myelo: 3 %, Übergangsz.: 5 %, Lymphocyten: 80 %. 29. VII. 1913. Hb. 25. Blutbild unverändert. I. VIII. 1913. Den Herren Hirschfeld u. Jacoby übersandt.

3. Generation.

Huhn N. S. Nr. 70 (Hautlymphome, Anämie). 21. VI. 1913. Intravenöse Impfung mit 1 ccm Blutverdünnung 59. Hb. 45. Blutpräparat normal. II. IX. 1913. Hb. 28. Blutpräparat: Erythrocyten von sehr verschiedener Größe (Mikro- und Makrocyten) und viele derselben polychrom. Unter den Leukocyten, die nicht vermehrt sind, sind die Lymphocyten zahlreicher als normal, und man sieht mehrere große Lymphocyten. Keine Mitosen oder Myelocyten. 4. IX. 1913. Blutpräparat ergibt eine leichte Lymphocytämie. Spärliche Myelocyten. Poly: 5 %, Myelo: 1 %, Übergangsz.: 0 %, Lymphocyten 94 %. Das Tier sterbend, wird getötet. Leber ein wenig vergrößert, wiegt 30 g. Farbe braun. Mikroskopisch findet man zahlreiche, mittelgroße periportale Infiltrate, bestehend aus mononukleären ungranulierten Zellen mit schmalem Protoplasmasaum. Ziemlich zahlreiche Mitosen. Zwischen den runden Zellen finden sich auch unregelmäßige bindegewebige Zellen. In den Gefäßen überall fast nur Erythrocyten. Milz leicht vergrößert, von blaßroter Farbe, Gewicht 3,6 g. Normale Follikel fehlen. An ihrer Stelle sieht man um die kleinen Arterien rundliche Anhäufungen von Zellen wie diejenigen in der Leber. Viele Mitosen. Auch im Pulpagewebe außer Erythrocyten ähnlichen Zellen. Knochenmark der Tibia rot, gelatinös. In den Balken Myelocyten in normaler Menge. In den Bluträumen hauptsächlich Erythroblasten. Nieren von natürlicher Größe, die rechte Niere wiegt 3,5 g. Mikroskopisch keine interstitiellen Infiltrate. In den Gefäßen vorwiegend Erythrocyten. Die vorhandenen Leukocyten fast sämtlich mononukleär. Haut. Am Bauch, in geringerem Grad auch an den Oberschenkeln, finden sich zahlreiche bis mandelkerngroße flache Knötchen mit unverzehrter Oberhaut bedeckt. Die Schnittfläche ist gräulich. Mikroskopisch findet man rundliche, perivasculär gelagerte Knötchen. Sie bieten wegen der Anwesenheit verzweigter Bindegewebszellen neben den Leukocyten ein fast sarcomartiges Aussehen dar. Die lymphocytäre Infiltration streckt sich auch in die Umgebung hinaus, als zerstreute Lymphocyten entlang den Gefäßen. Eine Emulsion der Milz wird nach Entfernung des Bodensatzes mittels Zentrifugierens 8 jungen Hühnern (N. S. Nr. 108—115) intravenös eingespritzt.

Huhn N. S. Nr. 75. (Lymphatische extravaskuläre Leukose.) 21. VI. 1913. Intravenöse Impfung mit 1 ccm Blutverdünnung 59. Hb. 45. Blutpräparat normal. 30. X. 1913. Gestorben. Hat in der letzten Zeit keine Blässe dargeboten. Blutpräparat: Leukocyten nicht vermehrt. Spärliche Myelocyten und Mitosen. Leber sehr groß, Gewicht 186 g. Die Farbe dunkelrot mit dichtgestellten weißen bis hanfkorngroßen Flecken. Mikroskopisch findet man ein Gewebe, das aus großen rundlichen Zellen mit schmalem Protoplasma besteht. Häufig begegnet man mitotischer Teilung dieser Zellen. Das neugebildete Gewebe drängt das Lebergewebe zur Seite, derart, daß es recht schmale Züge bildet. Die Kapillaren, die fast nur im eigentlichen Lebergewebe liegen, sind leer oder mit Erythrocyten gefüllt. Myelocyten sind außerordentlich selten, als ganz kleine Gruppen, vorhanden. Milz war ungefähr normaler Größe, wiegt 4 g. Farbe blaßrot. Die Mikroskopie ergibt ein deutliches Bild, indem Follikel und Pulpa leicht zu unterscheiden sind. Die Follikel sind etwas größer als normal, während das Pulpagewebe eher vermindert ist. Die Follikel bestehen ganz aus mittelgroßen und großen granulalosen Zellen mit großem, den Zelleib fast ausfüllenden Kern. In der Pulpa sind viele Erythrocyten, weniger mononukleäre Leukocyten vorhanden. Nirgends Myelocyten. Knochenmark der Tibia dunkelrot, fester Konsistenz, im ganzen von normalem Aussehen. Nur findet man an verschiedenen Stellen kleine, wohlbegrenzte, weiße Knötchen von ca. 500 μ im Durchmesser. Mikroskopisch ist der Bau der roten Teile ganz normal, indem die Bluträume Erythrocyten enthalten, während in den Balken Myelocyten und stäbchenführende Polynukleäre vorhanden sind. Die weißen Knötchen bestehen aus großen Zellen, die denjenigen in den anderen Organen gleichen und in einen feinem netzförmigen Stroma eingelagert sind. Mitosen sind häufig. Neben den Knötchen sieht man Gefäße, die nur Erythrocyten enthalten, und hat es also den Anschein, daß die Knötchen extravaskulär gelagert sind. Darm. Makroskopisch ist nichts Abnormes zu finden. Mikroskopisch sieht man im Kolon stellenweise bedeutende Anhäufungen von großen runden Zellen wie in den anderen Organen. Außerdem sieht man, daß ähnliche Zellen die Lymphspalten des Muscularis ausfüllen und sich gegen das Gekröse hin erstrecken. Im Dünndarm und in den Blinddärmen habe ich solche Infiltrate nicht gefunden. Eine Emulsion der Organe wird 11 Hühnern (schon einmal geimpften) N. S. Nr. 84 bis 89, Nr. 55, 56, 66 bis 68, intravenös eingespritzt.

4. Generation. 1. Reihe.

Huhn N. S. Nr. 108. (Intravaskuläre Leukose.) 4. IX. 1913. Intravenös, mit 1 ccm Emulsion 70 geimpft. Hb. 60. Blutpräparat normal. 5. XI. 1913. Hb. 45. Vereinzelt polychrome Erythrocyten und große Lymphocyten, Blutpräparat sonst normal. 14. XI. 1913. Hb. 55. Blutpräparat unverändert. 15. XI. 1913 gestorben. Leber vergrößert, Gewicht 85 g. Die Farbe gleichmäßig rot. Mikroskopisch findet man die Kapillaren ausgedehnt und mit mononukleären Leukocyten gefüllt, während nur spärliche Erythrocyten zu sehen sind. In den größeren Gefäßen mehr Erythrocyten, aber ebenfalls sehr zahlreiche mononukleäre Leukocyten. Die periportalen Zellmassen nicht vergrößert, bestehen aus kleinen Lymphocyten. Myelocyten werden nicht gefunden. Milz sehr groß, Gewicht 10 g. Farbe blaßrot. Mikroskopisch sind die Follikel deutlich zu unterscheiden, sie sind jedoch bedeutend kleiner als normal, bestehen aus kleinen Lymphocyten. Im Gegensatz hierzu ist die Pulpa stark entwickelt und enthält neben spärlichen Erythrocyten hauptsächlich große mononukleäre ungranulierte Leukocyten. Myelocyten werden nicht gefunden. Knochenmark der Tibia hellrot, gelatinös. Mikroskopisch findet man in den Bluträumen fast nur große mononukleäre Leukocyten. Die Balken schmal, enthalten teils Myelocyten, teils kleine dunkelkernige Zellen. Nieren normaler Größe und Farbe. Mikroskopisch nichts Abnormes. In der Bauchhöhle mäßige Ansammlung seröser Flüssigkeit. Eine Emulsion der Organe wurde auf 16 schon vorher mit negativem Resultat geimpfte Hühner (N. S. 71 bis 74, 76 bis 82, 101 bis 105, 107) eingespritzt.

Huhn N. S. Nr. 109. (Lymphatische extravaskuläre Leukose.) 4. IX. 1913. Intravenös mit 1 ccm Emulsion 70 geimpft. Hb. 60. Blutpräparat normal. 21. I. 1914. Gestorben, ohne vorher Krankheitszeichen dargeboten zu haben. Leber sehr groß, wiegt 139 g. Die Farbe teils rot mit weißen Flecken, teils gelblich mit roten Streifen. Mikroskopisch findet man, daß die Hauptmasse des Gewebes von großen ungranulierten mononukleären Zellen gebildet wird. Diese Zellen haben einen großen rundlichen Kern und ein relativ schmales Protoplasma. Sie liegen zu kleinen Gruppen in einem engmaschigen Stroma eingelagert. Das Lebergewebe ist von diesem Gewebe ganz verdrängt und nur als spärliche Reihen von Leberzellen vertreten. In den Gefäßen nur Erythrocyten. An einzelnen Stellen sieht man, den Gefäßen anliegend, kleine Haufen von Myelocyten wie unter normalen Verhältnissen. Das Stroma stellenweise außerordentlich stark entwickelt. Milz klein, wiegt 1,3 g. Farbe grau. Mikroskopisch findet man das Stroma vermehrt. Um die kleinen Arterien herum finden sich unregelmäßig geformte Haufen großer ungranulierter Zellen wie diejenigen in der Leber. Nicht selten werden schöne Mitosen hier gefunden. In der Pulpa sind Erythrocyten, spärliche Polynukleäre, sowie kleine erythroblastenähnliche Zellen (oder Blutplättchen?) zu sehen. Knochenmark der Tibia fester Konsistenz, roter Farbe. In den Blutsinus nur Erythrocyten. Die Balken bieten ein fädiges Stroma mit eingelagerten, getrennt liegenden Myelocyten dar. Nieren makro- und mikroskopisch normal.

Huhn N. S. Nr. 113. (Intravaskuläre Leukose.) 4. IX. 1913. Intravenös mit 1 ccm Emulsion 70 geimpft. Hb. 60. Blutpräparat normal. 8. XII. 1913. Während meiner Abwesenheit gestorben. Ich verfüge deshalb über klinische Beobachtungen nicht. Leber wenig vergrößert, wiegt 53 g. Die Farbe gleichmäßig rötlich. Mikroskopisch findet man die Kapillaren erweitert und mit großen mononukleären Leukocyten angefüllt. Erythrocyten nur spärlich vertreten. In den größeren Gefäßen vorwiegend Erythrocyten, dabei auch reichlich mononukleäre Leukocyten. Die peripostalen Zellmassen nicht vergrößert, enthalten kleine Lymphocyten. Myelocyten wurden nicht gefunden. Milz von hellroter Farbe, wiegt 5 g. Mikroskopisch ist das Bild wegen mangelhafter Konservierung etwas undeutlich. Die Follikel sind nicht deutlich nachweisbar. Die Pulpa stark mit mononukleären ungranulierten Zellen infiltriert. Keine Myelocyten. Knochenmark der Tibia rötlich. Mikroskopisch sieht man in den Sinus vorwiegend mononukleäre Leukocyten, in den Balken nur spärliche Myelocyten. Nieren natürlicher Größe. Rechte Niere wiegt 4 g. Mikroskopisch findet man in der äußersten Kortikalisschicht stark leukocytenhaltige Kapillaren. In den größeren Gefäßen außer Erythrocyten viele mononukleäre Leukocyten.

Huhn N. S. Nr. 115. (Myeloblastenleukämie?) 4. IX. 1913. Intravenöse Einimpfung von 1 ccm Emulsion 70. Hb. 50. Blutpräparat normal. 22. XII. 1913. Hb. 25. Blutpräparat: Spärliche polychrome Erythrocyten, geringe Zunahme der Leukocyten, speziell der Lymphocyten. Auch große Lymphocyten vorhanden, dagegen keine Myelocyten oder Mitosen. Prozentische Zählung der Leukocyten: Poly 7 %, Myelo 0 %, Übergangszellen 2 %, Lympho 91 %. 24. XII. 1913. Deutliche Leukämie von lymphoidem Typus. Viele Mitosen. Erythrocyten stark abgenommen. 29. XII. 1913. Hb. 10. Blutpräparat unverändert. 3. I. 1914. Hb. 5. Blutbild unverändert. 7. I. 1914. Gestorben. Leber etwas vergrößert, wiegt 65 g. Die Farbe rötlich ohne weiße Flecke. Mikroskopisch sieht man die Kapillaren mit mononukleären Leukocyten nebst spärlichen Erythrocyten angefüllt. In den größeren Gefäßen vorwiegend Erythrocyten, dabei auch viele mononukleäre Leukocyten. Die periportalen Zellmassen oft bedeutend vergrößert und bestehen aus zwei Anteilen, nämlich: 1. rundliche Haufen von Myelocyten, 2. Haufen von lymphoiden Zellen. Die letzteren bilden Haufen, die 4 bis 5 mal größer sind als die erstgenannten und ganz unregelmäßig begrenzt sind, indem die Zellmassen infiltrierend zwischen die Leberzellenbalken hineinwachsen. Milz hellroter Farbe, Gewicht 4 g. Mikroskopisch findet man die Follikel teilweise normal, von leidlicher Größe und kleine Lymphocyten enthaltend, teilweise sind sie atrophisch und bilden nur schmale Züge um die Arterien. Endlich sind sie an gewissen Orten überhaupt nicht zu sehen. Die Pulpa ist überall von großen mononukleären ungranulierten Leukocyten mit schmalem Protoplasmaleib stark infiltriert. Auch viele Erythrocyten. Keine Myelocyten; dagegen sind polynukleäre stäbchenhaltige nicht selten. Knochenmark der Tibia blaßrot, gelatinös, Mikroskopie ergibt die Balken myelocytenreich, die Gefäßräume mit großen mononukleären Leukocyten gefüllt. Erythrocyten hier nur spärlich. Nieren natürlicher Größe. Mikroskopisch ist in der Rinde stellenweise eine interstitielle Myelocyteninfiltration vorhanden und eigentümlicherweise sind die angrenzenden Kapillaren stark mit mononukleären ungranulierten Leukocyten gefüllt.

4. Generation. 2. Reihe.

Huhn N. S. Nr. 66. (Solitäre Lymphome der Leber). 30. X. 1913. Intravenös mit 1 ccm Emulsion 75 geimpft. Hb. 60. Blutpräparat normal. 6. XII. 1913. Gestorben. Leber ein wenig vergrößert, Gewicht 55 g. Die Farbe bräunlich. Am unteren Rande links sieht man ein haselnußgroßes, weißliches, scharf abgesetztes Knötchen, außerdem an der Hinterseite einige kleinere gleichen Aussehens. Mikroskopisch findet man das Lebergewebe normal, ohne periportale Infiltrate. In den Kapillaren nur Erythrocyten. Schnitte eines Knötchens ergeben große mononukleäre ungranulierte Zellen mit schmalem Protoplasma, die in einem netzförmigen Stroma eingelagert sind. Myelocyten findet man nicht. Hier und da im neugebildeten Gewebe zerstreute Leberzellenbalken. Milz nicht vergrößert. Mikroskopisch findet man die Follikel schwach entwickelt. Einige bestehen aus kleinen Lymphocyten, andere dagegen aus mittelgroßen und großen runden oder länglichen Zellen, die denjenigen der Leber gleichen. In der Pulpa sind reichliche Erythrocyten, Polynukleäre in mäßiger Menge, dagegen keine Myelocyten, keine großen mononukleären Leukocyten. Knochenmark der Tibia etwas blaß. Mikroskopisch sind die Balken normal, enthalten reichlich Myelocyten. In den Sinus wesentlich Erythrocyten, die Erythroblasten und Erythrogonien vielleicht etwas vermehrt. Nieren makro- und mikroskopisch normal.

Huhn N. S. Nr. 87. (Lymphatische extravaskuläre Leukose.) 1. VIII. 1913. Intravenös mit 1 ccm Blutverdünnung 64 geimpft. Hb 42. Blutpräparat normal. 30. X. 1913. 2. Impfung mit 1 ccm Emulsion 75. 8. II. 1914. Gestorben, nachdem es während der letzten Tage ein wenig blaß gewesen ist. Leber sehr groß, Gewicht 181 g. Farbe rötlich mit spärlichen bis hanfkorngroßen, scharf begrenzten Flecken. Mikroskopisch findet man eine starke periportale Infiltration mit großen runden Zellen, deren Kern den Zelleib fast ausfüllt. Diese Infiltrate, die ca. 400 μ messen, bilden zuweilen auch größere rundliche Knötchen, die das Lebergewebe zur Seite drängen, derart, daß es nur als schmale Züge sichtbar ist. Keine Myelocyten. Das neugebildete Gewebe drängt ferner in die Lobuli zwischen die Leberzellenbalken hinein, derart, daß man beim ersten Anblick glaubt, eine intravaskuläre Anhäufung vor sich zu haben. Dies ist jedoch nicht der Fall, denn die Kapillaren, die voll Erythrocyten sind, lassen sich scharf von den infiltrierenden Zellen unterscheiden. In einem gelben Knötchen finden sich Riesenzellen und caseöse Degeneration. Milz von enormer Größe, wiegt 27 g. Die Farbe blaßrot, Mikroskopisch ist die Struktur oft verwischt. stellenweise lassen sich jedoch Follikel und Pulpa deutlich unterscheiden. Um die kleinen Arterien herum sieht man in solchen Fällen große solide Zellhaufen, aus denselben Zellen wie in der Leber bestehend, während kleine Lymphocyten fehlen. Die Pulpa zeichnet sich durch die erythrocytenhaltigen kleinen Gefäße aus, auch hier findet man jedoch eine Infiltration mit den großen Leukocyten. Myelocyten wurden nicht gefunden. Knochenmark in der Tibia hellrot, gelatinös. Die Struktur ist schwer zu beurteilen, da fast keine Myelocyten zu finden sind; dagegen wird das Bild ganz von runden, großen, ungranulierten Zellen beherrscht. Dieselben bilden rundliche kleine Knötchen, teils ersetzen sie in dem Balken die Myelocyten, teils liegen sie mit Erythrocyten vermengt in den Sinus. Nieren blaß, vergrößert. Mikroskopisch findet sich in der Rinde eine starke interstitielle Infiltration mit ähnlichen Zellen wie in den anderen Organen. Stellenweise bilden sich ganz kleine rundliche Knötchen.

Huhn N. S. Nr. 89. (Anämische Leukose.) 1. VIII. 1913. Intravenös mit 1 ccm Blutverdünnung 64 gemischt. Hb. 40. Blutpräparat normal. 30. X. 1913. Zweite Impfung mit 1 ccm Emulsion 75. 29. I. 1914. Hb. 40. Blutpräparat: Polychrome Erythrocyten, sonst nichts.

2. II. 1914. Hb. 10. Viele polychrome Erythrocyten. Lymphocyten leicht vermehrt. Einzelne Myelocyten, viele Mitosen. 5. II. und 7. II. 1914. Hb. 10. Blutbild unverändert. Keine Mitosen. 10. II. 1914. Gestorben. Leber normaler Größe, blaß, Gewicht 30 g. Mikroskopisch erweisen sich die Kapillaren nicht erweitert, enthalten Erythrocyten und große Lymphocyten. In den größeren Gefäßen nur Erythrocyten. Periportale Zellmassen nicht vergrößert. Milz klein, wiegt 2 g, die Farbe blaßrot. Mikroskopisch findet man die Follikel deutlich, aus den normalen kleinen Lymphocyten bestehend. Im Pulpagewebe Erythrocyten und viele große ungranulierte Leukocyten. Keine Myelocyten. Knochenmark der Tibia blaßrot, gelatinös. Mikroskopisch sind die Balken teilweise normal, teilweise schmal, atropisch, derart, daß das myeloide Gewebe im ganzen an Menge abgenommen hat. In den erweiterten Sinus werden zahlreiche große mononukleäre Leukocyten wahrgenommen, an einigen Stellen sind die Erythrocyten jedoch an Zahl überwiegend.

5. Generation.

Huhn N. S. Nr. 72. (Lymphatische extra- und intravaskuläre Leukose.) 21. VI. 1913. Intravenös 1 ccm Emulsion 59. Hb. 50. Blutpräparat normal. 15. XI. 1913. Zweite Impfung mit 0,5 ccm Emulsion 108 intravenös. 14. II. 1914. Gestorben. Leber vergrößert, wiegt 90 g. Farbe braunrot, an einzelnen Stellen jedoch ein wenig rötlich-weiß marmoriert. Mikroskopisch findet man in den Kapillaren schmale Reihen mononukleärer Leukocyten und Erythrocyten. In den größeren Gefäßen sind die Erythrocyten vorherrschend, doch sieht man auch recht viele lymphatische Zellen. Überall findet man periportale Zellanhäufungen von ca. 500 μ Größe. die aus mittelgroßen und großen ungranulierten runden Zellen bestehen, während Myelocyten nicht gefunden werden. Milz von blauroter Farbe, wiegt 6 g. Mikroskopisch erweist sich die Struktur sehr verschwommen. Die Follikel sind teilweise normal und enthalten kleine Lymphocyten, teilweise bestehen sie aus kleinen und großen Lymphocyten untereinander. Die Pulpa, deren Stroma vermehrt ist, ist mit großen mononukleären ungranulierten Lymphocyten infiltriert, Myelocyten nirgends zu sehen. Knochenmark graurot. Mikroskopisch findet man in den Balken die Myelocyten, jedoch in geringerer Menge als normal. In den Gefäßräumen sind die Erythrocyten vorherrschend. Außerdem sieht man an einzelnen Stellen Anhäufungen von mononukleären großen Leukocyten (extravaskulär?). Nieren etwas vergrößert. Rechte Niere wiegt 11 g. Mikroskopisch teils leichte intra-, teils bedeutende extravaskuläre Anhäufungen von großen mononukleären Leukocyten. Keine Myelocyten. In den größeren Gefäßen viele, fast nur mononukleäre Leukocyten.

Huhn N. S. Nr. 73. (Multiple myeloide Tumoren.) 21. VI. 1913. Intravenös mit 1 ccm Blutverdünnung 59 geimpft. Hb. 50. Blutpräparat normal. 15. XI. 1913. Zweite Impfung mit 0,5 ccm Emulsion 108. 8. I. 1914. Gestorben, ohne krankhafte Symptome dargeboten zu haben. Leber ein wenig vergrößert, Gewicht 68 g. Die Farbe blaurot. Unten an der Vorderfläche einige hanfkorngroße gelbliche Knötchen. An der

Rückseite auch ein paar solche von Erbsengröße. Eins sitzt am unteren Rand, ein anderes am Hilus. Mikroskopisch sieht man in den Gefäßen nur Erythrocyten. Um die Gefäße herum finden sich nicht sehr zahlreiche, dabei aber recht große Zellmassen, die wesentlich aus Myelocyten bestehen. Außerdem kleine Gruppen kleiner dunkelkerniger Zellen. Ein Knötchen erweist sich als ganz von Myelocyten bestehend. Milz blaß, etwas vergrößert, wiegt 4,5 g. Mikroskopisch sind Follikel nicht nachzuweisen. Das Pulpagewebe erstreckt sich bis an die Arterien hin und ist mit zahlreichen Myelocyten, sowie mit kleinen, etwas lymphocytenähnlichen Zellen infiltriert. Die Myelocyten haben zuweilen eine außerordentliche Größe und zeigen nicht selten Mitosen. In jedem Falle bleiben die Granula erhalten. Die Myelocyten bilden gewöhnlich nicht zusammenhängende Haufen, sondern liegen sie einigermaßen regelmäßig zerstreut. Knochenmark in der Tibia rot. Mikroskopie ergibt normalen Bau, indem die Balken voll Myelocyten sind und in den Sinus nur Erythrocyten vorhanden sind. Die linke Niere ist ein wenig vergrößert, von normaler Farbe. Am oberen Ende sind an der Oberfläche einige kleine gelbliche Flecke, die sich bei der mikroskopischen Untersuchung als interstitielle Infiltrate mit Myelocyten erweisen. Die rechte Niere ist in einen großen Tumor umgebildet, der 7 cm an Länge, 2 cm an Breite, 3 cm an Dicke mißt. Die Geschwulst zeigt sich der Bauchwand fest angewachsen, derart, daß das neugebildete Gewebe durch die Wand dringt und an der Oberfläche als großer flacher Tumor von 2 cm Durchmesser zum Vorschein kommt. Die Geschwulst zeigt eine graugelbliche Schnittfläche und nur am oberen Teil sind noch kleine Reste von Nierengewebe makroskopisch nachweisbar. Mikroskopie dieser Teile ergibt von Myelocyten stark infiltriertes Nierengewebe, während die übrigen Teile sich nur aus Myelocyten zusammensetzen. Die Myelocyten haben einen runden oder exzentrisch gelagerten, länglichen, etwas gekrümmten Kern. Oft sind sie in mitotischer Teilung begriffen, stets sind die Granula sehr deutlich, und es sind keine ungranulierten Zellen vorhanden. Die Brust- und Bauchwand ist überall von knötchen- oder strangförmigen Tumormassen durchsetzt. Die Knötchen, die Erbsengröße erreichen, sind wohlbegrenzt und von hellgelblicher Farbe. In der Bauchhaut ein erbsengroßes Knötchen. Das Herz sowohl an der Vorder- wie an der Hinterseite mit ähnlichen Knötchen übersäet. Die Thymusläppchen sind stark geschwollen und bilden an beiden Seiten des Halses eine Kette fast haselnußgroßer Tumoren. Mikroskopie sämtlicher dieser Knötchen zeitigt genau dasselbe Bild. Immer findet man ein Gewebe, das ausschließlich aus Myelocyten besteht. Die Zellen haben das oben beschriebene Aussehen und sind oft in mitotischer Teilung. Nirgends Anzeichen einer Tuberkulose. Keine Tuberkelbazillen in Ausstrichen der rechten Niere.

Huhn N. S. Nr. 104. (Myeloide leukämische Leukose.) 1. VIII. 1913. Intravenöse Impfung mit 1 ccm Blutverdünnung 64. Hb. 60. Blutpräparat normal. 15. XI. 1913. 2. Impfung mit 0,5 ccm Emulsion 108. 15. I. 1914. Hb. 45. Blutpräparat: Vereinzelt polychrome Erythrocyten und Mitosen. Große Lymphocyten sowie insbesondere viele große Mononukleäre mit gelappten oder eingebuchteten Kernen vorhanden (sogen. Übergangszellen). 22. I. 1914. Hb. 35. Blutpräparat unverändert. 26. I. 1914. Hb. 33. Leukocyten vermehrt. Viele Myelocyten. Prozentische Zählung der Leukocyten: Poly 10%, Myelo 12%, Übergangszellen 35%, Lympho 43%. 31. I. 1914. Hb. 30. 5. II. 1914. Hb. 25. 12. II. 1914. Hb. 15. Blutbild leicht leukämisch. Typus unverändert. Viele Myelocyten, auch solche mit Riesengranula. 22. II. 1914. Hb. 15. Leukocyten wieder abgenommen. Gestorben. Leber rotbraun mit vereinzelten kleinen, stecknadelkopfgroßen, klaren Knötchen. Mikroskopisch findet man, daß die Kapillaren mit großen Mononukleären gefüllt; Myelocyten sind nicht selten, die Erythrocyten nur sparsam vorhanden. In den großen Gefäßen reichliche Erythrocyten. Die periportalen Zellmassen sind mittelstark vergrößert. Die Zellen sind hauptsächlich Myelocyten, Mitosen in den deutlich granulierten Zellen sind nicht selten. Die kleinen Knötchen erweisen sich als aus blaugefärbten myxomatösem Gewebe bestehend, während die zelligen Anteile anastomosierende Schläuche bilden. Das Bild hat mit leukotischen Wucherungen oder Tuberkulose keine Ähnlichkeit. Milz von blauroter Fcrbe, ungefähr normaler Größe, Gewicht 3,5 g. Mikroskopisch sieht man die Follikel zu ganz kleinen Streifen kleiner Lymphocyten reduziert. Die Pulpa, die oft bis an den kleinen Arterien hinanlangt, enthält Erythrocyten und unregelmäßig geformte mononukleäre Zellen, unter denen auch Myelocyten in mäßiger Zahl vorhanden sind. Knochenmark in der Tibia rot, gelatinös. Mikroskopisch findet man die Bluträume von mononukleären Leukocyten angefüllt. Die Balken etwas spärlich, enthalten jedoch reichlich Myelocyten. Nieren von natürlicher Größe und Farbe. Rechte Niere wiegt 5,6 g. Mikroskopisch findet sich an vielen Stellen Erweiterung der Kapillaren und Anfüllung mit mononukleären ungranulierten Leukocyten. In den größeren Gefäßen, wo die Erythrocyten vorherrschen, sind ebenfalls viele mononukleäre Leukocyten. In den Pyramiden findet man hier und da kleine Haufen interstitiell gelagerter Myelocyten. Darm. Das lymphatische Gewebe normal. Keine Anhäufung von Myelocyten, weder in Dünndarm, Blinddarm oder Dickdarm. Am 13. II. 1914 wurde eine Blutverdünnung 16 gesunden Hühnern (N. S. 116 bis 131) intravenös eingespritzt.

Huhn N. S. Nr. 79. (Lymphatische extravaskuläre Leukose.) 3. VII. 1913. Kutane Impfung mit Emulsion 59. Hb. 45. Blutpräparat normal. 15. XI. 1913. 2. Impfung, intravenös, mit 0,5 ccm Emulsion 108. 13. II. 1914. Gestorben, ohne vorher Blässe oder andere Krankheitszeichen dargeboten zu haben. Leber vergrößert, wiegt 78 g. Die Farbe dunkelrot. Keine weißen Flecke. Mikroskopisch findet man in den Gefäßen nur Erythrocyten. Um die Portaästchen zahlreiche mittelgroße Infiltrate, die aus großen rundlichen ungranulierten Zellen mit spärlichem Protoplasmasaum bestehen. Myelocyten wurden nicht gesehen. Milz etwas vergrößert, wiegt 4 g. Die Farbe ist blaßrot. Mikroskopisch findet man die Struktur ganz verschwunden. Normale Follikel sind nicht vorhanden. Das Stroma ist vermehrt und überall findet man große mononukleäre Zellen, wie diejenigen der Leber, die hier und da follikelähnliche Anhäufungen um die kleinen Arterien bilden und oft in mitotischer Teilung begriffen sind. Myelocyten sind nicht vorhanden. Knochenmark dunkelrot. Mikroskopisch findet man die Sinus mit Erythrocyten gefüllt. Balken stellenweise normal, an anderen Stellen findet man in denselben die kleinen Zellen mit pyknotischem Kern. Außerdem findet man wenige (in einem Schnitt von 2 × 0,2 ccm Größe z. B. im ganzen 3) runde, etwas zackig begrenzte Infiltrate von großen Zellen desselben Aussehen wie in den anderen Organen. Diese Infiltrate messen ca. 500 μ im Durchmesser. Nieren etwas vergrößert und blaß. Die rechte Niere wiegt 8 g. Mikroskopisch sieht man eine diffuse interstitielle Infiltration mit ungranulierten mononukleären Zellen desselben Typus, wie für die Leber beschrieben. Diese Zellen bilden an einigen Stellen auch rundliche, knötchenartige Anhäufungen, die nur wenige zerstreute Nierenkanälchen enthalten. Die Gefäße enthalten nur Erythrocyten. Keine Myelocyten im interstitiellen Gewebe. Haut: An der linken Seite des Bauches sitzt ein flacher Knoten von 1 cm im Durchmesser, außerdem mehrere kleinere. Am linken Oberschenkel ein ähnlicher von 2 cm Durchmesser und ca. 0,3 cm Dicke. Mikroskopie zeigt teils begrenzte rundliche Anhäufungen runder großkerniger Zellen vom beschriebenen Typus um die Gefäße, teils lockere Züge derselben Zellart, die in die Umgebungen ausstrahlen. Die Stromazellen weniger hervortretend wie bei Nr. 70.

Huhn N. S. Nr. 119. (Intravaskuläre Leukose?) 13. II. 1914. Intravenöse Blutverdünnung 104. Hb. 50. Blutpräparat normal. 5. III. 1914. Hb. 20. Zahlreiche polychrome Erythrocyten. Spärliche Myelocyten. Viele große Lymphocyten. 16. III. 1914. Herrn Dr. Pappenheim auf seinen Wunsch übersandt.

Huhn N. S. Nr. 122. (Anämische Leukose.) 13. II. 1914. Intravenös mit Blutverdünnung 104 geimpft. 10. III. 1914. Hb. 20. Blutpräparat: Leichte Lymphocytose. 12. III. 1914. Hb. 10. Blutbild unverändert. 14. III. 1914. Gestorben. Leber normaler Größe, wiegt 41 g. Die Farbe ist blaß, keine weißen Flecke. Mikroskopisch sind die Kapillaren gewöhnlich leer. Hier und da vereinzelte mononukleäre Leukocyten in den Kapillaren. In den größeren Gefäßen sind die Leukocyten wesentlich mononukleär. Periportale Zellhaufen kaum vergrößert. Milz natürlicher Farbe, wiegt 3 g. Mikroskopisch findet man die Follikel klein, die Pulpa mit mononukleären Leukocyten infiltriert. Keine Myelocyten. Knochenmark blaßrot, gelatinös. Mikroskopie ergibt in den Balken wenige Myelocyten, dagegen viele kleine dunkle Zellen. In den Sinus teils Erythrocyten, teils stellenweise mononukleäre Leukocyten. Nieren blaß, natürlicher Größe. Keine interstitiellen Infiltrate. Stellenweise Leukostase.

Huhn N. S. Nr. 130. (Intervaskuläre Leukose?) 13. II. 1914. Intravenös mit Blutverdünnung 104 geimpft. Hb. 50. Blutpräparat normal. 17. IV. 1914. Hb. 20. Leichte Lymphocytose. Vereinzelt Myelocyten. 18. IV. 1914. Dem Herrn Dr. Pappenheim übersandt.

Huhn N. S. Nr. 131. (Intravaskuläre leukämische Leukose.) 13. II. 1914. Mit 0,5 ccm Blutverdünnung 104 intravenös geimpft. Hb. 50.

Blutpräparat normal. 11. III. 1914. Hb. 25. Blutpräparat: Geringe Zunahme der Lymphocyten. Vereinzelte Myelocyten. 17. III. 1914. Hb. 27. Blutpräparat unverändert. 6. IV. 1914. Hb. 30. Blut leukämisch. Die meisten Leukocyten von lymphoidem Typus und mit einigermaßen reichlichem, basophilem Protoplasma. Viele große Formen. Zahlreiche Mitosen. Erythrocyten oft polychrom. 7. IV. 1914. Gestorben. Leber vergrößert, Gewicht 70 g, Farbe rotbraun. Mikroskopisch findet man die Kapillaren etwas erweitert und mit mononukleären Leukocyten angefüllt. Auch in den größeren Gefäßen sind die mononukleären Leukocyten vorherrschend. Die periportalen Zellenmassen sind normaler Größe und enthalten Myelocyten sowie kleine Lymphocyten in getrennten Gruppen. Milz groß, Gewicht 12 g, Farbe blaßrot. Mikroskopie: Normale Follikel fehlen oder sind nur als schmale Züge kleiner Lymphocyten um die Arterien zu sehen. Die Pulpa ist mit großen mononukleären Leukocyten stark infiltriert. Häufig begegnet man Mitosen. Myelocyten sind nicht vorhanden. Knochenmark der Tibia rötlicher Farbe. Mikroskopisch findet man die Sinus voll großer mononukleärer Leukocyten oder Erythrocyten, indem bald die eine, bald die andere Zellart dominiert. Die Balken sind schwach entwickelt, enthalten teils Myelocyten, teils kleine dunkelkernige Zellen. Nieren von normaler Farbe. Mikroskopisch etwas Leukocytenanhäufung in den Kapillaren, sonst nichts.

Literatur.

Burchardt: Über das Blutbild bei Hühnertuberkulose und dessen Beziehungen zur sogenannten Hühnerleukämie usw. Zeitschr. f. Immunitätsforschung Bd. 14, 1912.

Butterfield: Aleukämic lymphadenoid tumors of the hen. Fol. hämat. 1905.

Ellermann u. Bang: Experimentelle Leukämie bei Hühnern (Vorl. Mitt.) Centralbl. f. Bakteriologie. Bd. 46, 1908. Heft 1.

Ellermann u. Bang: Experimentelle Leukämie bei Hühnern. Centralblatt f. Bakteriologie. Bd. 46, 1908. Heft 7.

Ellermann: Experimentelle Leukämie bei Hühnern. Verhandl. d. deutsch-pat. Gesellschaft. 1908.

Ellermann u. Bang: Experimentelle Leukämie bei Hühnern II. Zeitschr. f. Hygiene u. Infektionskrankheiten. Bd. 63, 1909.

Ellermann: Untersuchungen über das Virus der Hühnerleukämie. Zeitschr. f. klinische Medizin. Bd. 79, 1913.

Hirschfeld u. Jacoby: Zur Kenntnis der übertragbaren Hühnerleukämie. Berlin. klin. Wochenschr. 1909, Nr. 4.

Hirschfeld u. Jacoby: Übertragungsversuche mit Hühnerleukämie. Zeitschr. f. klin. Medizin. Bd. 69.

Hirschfeld u. Jacoby: Übertragbare Hühnerleukämie und ihre Unabhängigkeit von der Hühnertuberkulose. Zeitschr. f. klin. Medizin. Bd. 75, 1912.

Klieneberger u. Carl: Die Blutmorphologie d. Laboratoriumstiere. Leipzig 1912.

Koch u. Rabinowitsch: Die Tuberkulose d. Vögel. Virchows Archiv 1907, Bd. 190, Beiheft.

Kon: Über Leukämie beim Huhn. Virchows Archiv. Bd. 190, 1907.

Ludwig: Sarkom der Leber mit beidseitiger diffuser Nierensarkomatose bei einem Hahn. Zeitschr. f. Krebsforschung. Bd. 13, 1913.

Moore: Infections leukaemia in fowls. Annual reports of the bureau of industry 1895—96.

Schridde: Giebt es eine infektiöse Atiologie der Leukämie? Deutsche med. Wochenschr. 1909, Nr. 6. Vereinsber.

Skiba: Beitrag zur Kenntnis der Leukämie mit besonderer Berücksichtigung dieser Krankheit beim Geflügel. Deutsche tierärztl. Wochenschr. 1909, Nr. 28.

Wiczkowsky: Beitrag zur Lehre über die Leukämie. Wiener klin. Wochenschr. 1913, Nr. 15.

Druck von Oscar Brandstetter in Leipzig.

Die Myelogonie als Stammzelle der Knochenmarkszellen im Blute und in den blutbildenden Organen, und ihre Bedeutung unter normalen und pathologischen Verhältnissen. Von Dr. Stanislaus Klein, Primärarzt am „Spital Starozakomych" zu Warschau. 1914.
Preis M. 12,—; gebunden M. 13,40.

Myeloische Metaplasie und fötale Blutbildung und deren Histogenese. Von Dr. med. Heinrich Fischer, Sanatorium „Untere Waid" bei St. Gallen (Schweiz). 1909. Preis M. 4,—.

Technik der klinischen Blutuntersuchung für Studierende und Ärzte. Von Dr. A. Pappenheim, Berlin. 1911.
Preis M. 2,—; gebunden M. 2,60.

Die experimentelle Chemotherapie der Spirillosen (Syphilis, Rückfallfieber, Hühnerspirillose, Frambösie). Von Paul Ehrlich und S. Hata. Mit Beiträgen von H. J. Nichols-New York, J. Jversen-St. Petersburg, Bitter-Kairo und Dreyer-Kairo. Mit 27 Textfiguren und 5 Tafeln. 1910. Preis M. 6,—; gebunden M. 7,—.

Studien über die Fortpflanzung von Bakterien, Spirillen und Spirochäten. Von Dr. med. E. Meirowsky, Köln a. Rh. Mit 1 Textfigur und 19 Tafeln. 1914. Preis M. 12,—.

Die pathogenen Protozoen und die durch sie verursachten Krankheiten. Zugleich eine Einführung in die Allgemeine Protozoenkunde. Ein Lehrbuch für Mediziner und Zoologen von Prof. Dr. Max Hartmann, Mitglied des Kaiser-Wilhelm-Instituts für Biologie, Berlin-Dahlem, und Prof. Dr. Claus Schilling, Mitglied des Kgl. Instituts für Infektionskrankheiten „Robert Koch", Berlin. Mit 337 Textabbildungen. 1916. Preis M. 22,—; gebunden M. 24,—.

Taschenbuch der speziellen bakterio-serologischen Diagnostik. Von Dr. Georg Kühnemann, Oberstabsarzt a. D., prakt. Arzt in Berlin-Zehlendorf. 1912. Preis gebunden M. 2,80.

Taschenbuch der praktischen Untersuchungsmethoden der Körperflüssigkeiten bei Nerven- und Geisteskrankheiten. Von Dr. V. Kafka, Hamburg-Friedrichsberg. Mit einem Geleitwort von Professor Dr. W. Weygandt. Mit 30 Textabbildungen. 1917.
Preis gebunden M. 5,60.

Teuerungszuschlag auf geheftete Bücher 20%, auf gebundene Bücher 30%